汉方航海图

到东方之东的医学之旅

漢方水先案内
医学の東へ

[日]津田笃太郎 著

杨军 译

科学普及出版社
·北京·

图书在版编目（CIP）数据

汉方航海图：到东方之东的医学之旅 /（日）津田笃太郎著；杨军译.
—北京：科学普及出版社，2024.6
ISBN 978-7-110-10729-4

Ⅰ.①汉… Ⅱ.①津… ②杨… Ⅲ.①中国医药学－研究－日本
Ⅳ.① R2

中国国家版本馆 CIP 数据核字（2024）第 070671 号

著作权合同登记号：01-2023-6189

策划编辑	郭仕薪　王　微
责任编辑	孙　超
文字编辑	靳　羽
装帧设计	华图文轩
责任印制	徐　飞

出　　版	科学普及出版社
发　　行	中国科学技术出版社有限公司发行部
地　　址	北京市海淀区中关村南大街 16 号
邮　　编	100081
发行电话	010-62173865
传　　真	010-62179148
网　　址	http：//www.cspbooks.com.cn

开　　本	889mm×1194mm　1/32
字　　数	137 千字
印　　张	6.25
版　　次	2024 年 6 月第 1 版
印　　次	2024 年 6 月第 1 次印刷
印　　刷	北京盛通印刷股份有限公司
书　　号	ISBN 978-7-110-10729-4 / R·924
定　　价	68.00 元

（凡购买本社图书，如有缺页、倒页、脱页者，本社发行部负责调换）

版权声明

Authorized translation from the Japanese language edition, entitled
シリーズケアをひらく　漢方水先案内　医学の東へ
ISBN: 978-4-260-02124-1
著: 津田篤太郎
published by IGAKU-SHOIN LTD., TOKYO Copyright© 2015

All Rights Reserved. No part of this book may be reproduced or
transmitted in any form or by　any means, electronic or mechanical,
including photocopying, recording or by any information storage
retrieval system, without permission from IGAKU-SHOIN LTD.
Simplified Chinese Characters edition published by China Science
and Technology Press Co., Ltd., Copyright© 2023
Chinese translation rights arranged through The Copyright Agency
of China

内容提要

如果将临床治疗比作航海，在医生被复杂的"海草"纠缠时，还有机会可以求助医学教科书。但如果遇到突发乱流，被卷入其中，又该如何？

历史上曾有一些睿智的医生，率先抵达了安全的岛屿，其名为"传统医学与现代医学的交汇点"。我们可以沿着他们绘制的航线，平安驶向治愈的彼岸。疾病的原因纷繁复杂，但与之对抗的生物模式却是稳定的。

汉方的基本历史和概念是指南针，可以帮助解决诊疗中的各种问题，到访新的大陆和岛屿。著者身为采用汉方疗法的一线临床医生，结合自身求学、诊治的真实经历，介绍了汉方的历史、著名的医学家和经典的方剂，讲解了日本汉方和西方医学的差异，并普及了汉方与中医的区别和联系。

本书可作为在实践中迷失方向的年轻医生的指导手册，帮他们及时"采取动作，解决状况"，亦可作为医史爱好者了解日本汉方医学千年脉络的简史。

著者简介

津田笃太郎

　　医学博士，北里大学东方医学综合研究所客座研究员、圣路加国际医院风湿胶原病中心副医长。1976 年生于京都，毕业于京都大学医学系。日本内科学会综合内科专门医、日本风湿学会专门医、日本东方医学会汉方专门医。在现代医学与汉方结合诊疗的实践上经验颇丰。著有《未来的汉方》《怎样认识没有病名的"身体不适"》等作品。

译者简介

杨 军

  毕业于承德医学院，从事临床医学和预防医学 40 多年，曾任北京市朝阳区疾病预防控制中心主任医师，现为北京健康教育协会常务理事、北京脑血管病防治协会监事、北京高血压防治协会副秘书长、北京科学技术普及创作协会会员、山西医科大学客座副教授、《中国预防医学杂志》及《慢性病学杂志》编委。

目　录

没有海图的旅程

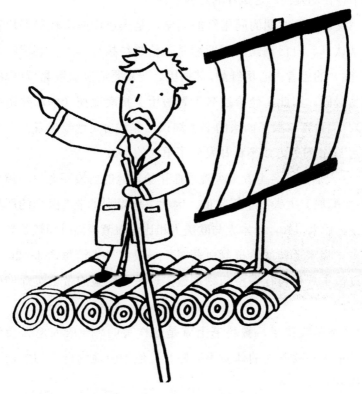

　　被誉为"现代医学之父"的加拿大医学家、教育家威廉·奥斯勒爵士曾有过一段名言：没有从患者身上的观察，而只看书学习，就像学习航海却从未出海航行；没有书本做导读，学习和观察患者的临床症状，就像没有航海图却在茫茫大海上漂流，都是不适合学习医学这门学科的。

重要的是，各位医师们，好好读书吧！但像我这样的懒人总会找"没时间""麻烦"等理由，常常一拿起教科书就会"弃学"的。原因是，我花费了大量时间读书，书中的内容却回答不了我心中存在的疑问。这是我的经验之谈。

我研修医时期的同年级的同学，是一位读西医教科书原著非常认真、自信满满的同辈翘楚。他曾经接待过一名心房纤颤（房颤）的患者。心房纤颤，其病因之一就是心脏血液黏稠度高，容易凝固。因此，他给这名患者服用了抗凝血药（华法林阻凝剂）。他自恃掌握了西医的书本知识，非常自负地给患者开出了每次 5mg 的处方，不料却发生了重大的事故。

3 天后，这名患者来医院采血化验，他的血液凝血时间指标（凝血酶原）大大高于正常值。因此，他受到了带教医师的严厉批评。后来得知，日本人与欧美人相比，血液凝固时间较长者比较多。临床上初次给抗凝血药时，一般应当先给每次 1～2mg，经过慎重观察再行调整药物剂量，这是有经验的带教医师们的"常识"。

"不是我错了，教科书上就是这样写的！一般人怎么会知道日本人和欧美人的体质不同呢！"他不断地为自己的失误而辩解……

迄今为止，被教科书引入歧途的事例不少，但是我从他这次失败的教训里进行了慎重的反思。与其坚信"写到书本上的就是正确的"，不如谨小慎微地想一想"也许还有教科书没有想到的地方"。这个教训或说意外，在临床上非常有用，曾经几次使我避免错误，但是这些错误在教科书里却从来没有提示过。

威廉·奥斯勒爵士比喻成航海图的教科书，现在发生了许多十分明确的"医疗事件"（而且屡屡给患者带来了伤害），这些医疗事故都是有明确报告的，却没有较长时间客观结论对"事态"的报道。在教科书中记载的事态经常是具有明确特征的，特别是说明"这个时候如果这样的话"的正确对应和处理方法。例如，当患者出现咳嗽、咳痰、发热等症状并且逐渐恶化的情况，临床医师会按照教科书的要求对患者进行各种各样的检查，从而得知是肺炎球菌感染所致。而教科书也明确地表述"使用青霉素非常有效"。

当症状发生，病因非常明确但是对致病机制不太确定的情况下，使用教科书中提出的解决方法，可能会发生某些不良反应或其他反应而不适应采取某种解决方法。作为医者，对于病情是会继续恶化还是好转没有把握，往往犹豫不决。我们就如同面对着一张无效的航海图，开始无助地漂流在前景黯淡的水面上的情况。

我并没有在人洋上漂流过，但是经历过的人会告诉你，这时当然是盼望着一直风平浪静，不要发生暴风雨。

一旦被卷入临床的暴风雨中，随着时间的流逝，事态也会逐渐发酵。临床医师们都期望不要出现新的症状，但疾病只会按照自己预想的事态发展。而现实是，即使出现了很大的事态，临床医师们也会产生据此学习到新的知识而感到欣喜若狂般的状态。

相反，如果发生了危及生命的事态，或又出现了病因不明的症状，也会令患者陷入长期的痛苦生活与不便之中。一旦发生了这样的状况，无论是医师还是患者，都会陷入仿佛要长期漂流在风平浪静的海洋上的心境。如果翻开教科书，就会看到里面记载了其结果如同暴风雨般的"事态"，而并没有记载着令人宽心的风平浪静的结果。

我选择了专攻慢性病的领域，这样便避免了经常会像遇到暴风雨而拼命寻找可以落脚的避难岛礁一样的危险境地（但是慢性病的领域也有突发的失败事例）。至少省去了每天辛辛苦苦地寻找症状与病因的关系而令人头痛的烦恼。

下图即是大航海时代的海图。

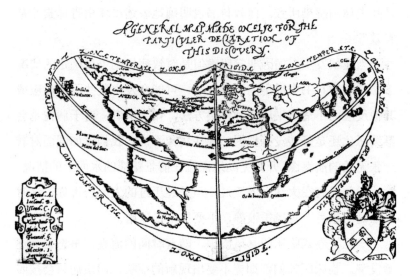

1576 年出版的汉弗里·吉尔伯特爵士绘制的世界地图
引自 R. A. 思科卢登编著的《世界探险地图》，原书房出版社，1986 年，132 页

我认为，奥斯勒爵士的心头一直浮现着这幅海图，必然有他的目的，其中描绘的情景也别有意味吧。

这幅航海图是吉尔伯特通过详尽的测量绘制而成，应该在他出港后的第几天通过了海峡，于次日才看到了海岛的身影，又过了三天，收到了"一定要注意可能会遇上暗礁"的情报。

也就是说，在疾病的诊断航路中，通过丰富的数据，教科书中已经提示了可能会遇到的风险，以及可能会遇到事态，从而一直对医者进行指导。

另外，我认为，这幅来自大航海时代的航海图，一定是凭借当时简陋的罗盘、指南针和望远镜绘制的，全然没有今天精密的测量仪器，而且是在航程中分段测量，拼凑而成的。

哥伦布航海的艰难，不仅是由于屡屡遭受到海上的暴风雨，而且还面临着最大的危机——水手们的叛乱。这些水手认为前方等待着他们的是大西洋尽头一种巨大海怪的血盆大口。当目的地不明时，很难保持积极的士气和促进动力。那时，由于没有对周围海域非常精密和详尽的海图，也就没有任何办法。那个时代不仅没有变焦望远镜，也没有移动观测仪器进行航海视野的"关照"，航海的海图就显得十分必要了。

现代，如果有一部智能手机，通过人工卫星进行导航就可以在城市的中心地带轻松地找到和到达想要的目的地。大航海时代的一幅海图，自然会引起爱好历史的收藏家们的追捧。但是在医学世界里，还是有必要认真地观望古代的海图。特别是慢性病的患者，也会发生当他们"漂流"在风平浪静的海面时，无法预料在什么时候会出现什么事情、迷失了应该驶向什么方向的事态。在这样的时候，就需要一张精密到头发丝般的海图。但是从大航海时代那种粗枝大叶记忆了对航海的认识的海图里，也总会找到启发和暗示。

我的这本书，是想以东方医学为轴心，讨论最近逐渐被世人遗忘的很久以前的航海图的看法。回顾传统医学，就会浮现对于昔日的医者是应当具备、而现今的医者们失去了的能力，找到打开下一个时代医疗的钥匙。

那么，让我带领各位解开古代的缆绳，按照新的航海图继续出发吧！

讲义篇

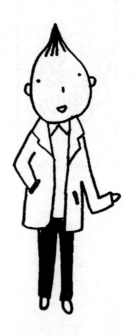

1　汉方的概念

想找汉方医师的时候

前几天，我收到了一位老同学的邮件，他是一位乳腺外科专家。

"今天来了一个从其他医院转诊的患者。不是乳腺炎，但是疼痛很严重，她说连日常生活都无法维持，非常苦恼。其他医院大致认为是乳腺症或是月经前期紧张症。我给她开具了 NSAIDS（非甾体抗炎药），但是必须长期使用，她非常有顾虑……所以她在犹豫，下不了决心使用该药。"

这位患者其实也在考虑，要不要找一位像我这样采用汉方[①]治疗的医师。这位同学平时在大学附属医院主要从事乳腺癌诊疗工作。近代，华冈青洲（1760—1835 年）最早在日本开展了全球首例全身麻醉手术切除乳腺癌，至今乳腺癌依然是一种重大疾

---

① 译者注：日本汉方药与中药应属于同根同源。汉方药在秦汉时期传入日本。明治维新后，日本全面引进西方医学体系，从根本上排斥汉方医学，导致其几乎灭绝。20 世纪 70 年代以来，以老年疾病为主的疑难病症越来越多，西医对此束手无策，且西药对人体不良反应大，价格昂贵，因而汉方医药又逐渐兴起。1976 年，日本厚生劳动省确定了汉方药医疗保险适用制度，即批准可以使用中国《伤寒杂病论》中的210 个古方生产汉方药，汉方药产业随之得到迅猛发展。

病。幸好，乳腺癌医生们在精细的手术、化学疗法和放射疗法上接连不断取得进步，将不断会有"完全缓解"（症状减轻、临床治愈）的病例出现。

然而，我在按例每周来一次这家医院出诊的过程中，却发现这位同学遭遇到了"风平浪静的漂流"。乳腺症与月经前紧张症引起的乳房疼痛，虽不会危及生命。尽管如此，已经对日常生活造成障碍，所以不能什么都不做。即使使用西医的镇痛药没有效果，还会产生胃部嘈杂、肾脏伤害等不良反应。

如果出现了不良反应，短时间也可以缓解，于是他便给这名患者开出了镇痛药。一般认为如果较长的时间服药，可以使乳腺的组织正常化，不适感也会随着服药渐渐消失。尽管西药有不良反应的可能，但他仍会选择西药的诊疗方案。而月经前紧张症造成的乳房疼痛，在两次月经期间多多少少还是持续着。服用镇痛药并不能使乳腺组织恢复正常，只是让患者感觉不到疼痛持续。因此，我的同学对继续服用镇痛药便犹豫不决，便想试用一下汉方。

提到汉方，一般的医师心底都会滋生"汉方到底行不行"之类的顾虑，而之所以还要"试一试"可以归纳为以下几种原因。

- 不至于危及生命，且可以缓解日常生活中出现患病后的各种障碍。
- 用了西药但效果不甚明显。
- 用某些西药，会存在各种不良反应。
- 遇到某些短时间无法治愈而必须长时间使用西药治疗的情况。

- 西药治疗手段用尽，病情却没有实质性的好转。

反过来就可以得出以下结论。

- 使用汉方不适合立即危及生命的情况。
- 使用汉方，至少能在一定程度上改善患者的症状。
- 汉方比起西医药具有一定安全性、不良反应更小。
- 长时间使用汉方，产生不良反应的概率很小。
- 汉方对疾病的发病机制多少会产生本质性的良性改变。

关于这点，我会继续阐述。

汉方不适合立即危及生命的情况

汉方不限于处置非紧急疾病。近期，在日本东方医学会发表的公告上，急救医师们不断发表关于使用汉方对患者进行急救的成功事例；在中国台湾也有在集中治疗室里的患者采用针灸疗法的病例，而且与在集中治疗室里不使用针灸疗法的数据相比，结果显示使用针灸治疗大大提高了病床周转率。

这样说，并不是汉方具有了可以取代西方医学的效果，而是说应当在采用西方医学的处置方法的基础上，附加使用汉方和针灸疗法。

这里所说的"立即危及生命的情况"，是指像心肌梗死或开放式气胸等立即危及生命的"病因"和失去生命的"结果"一一对应，即不立即治疗就会失去生命的疾病。

原因和结果是紧密相连的。如果是非常明确的病因导致的疾病，那么一旦消除了病因，疾病就会产生戏剧性的好转。西方医学的方法论就是主张对于疾病要进行彻底纠查病因，并且据此不断地衍生出各种各样清除相关病因的医疗技术和手段，从而挽救了许多人的生命。

该方法在医疗急救以外的场合下也是非常有效的。例如，"良性阵发性位置性眩晕"（BPPV），也称耳石症。此病是外周性眩晕最常见的类型。眩晕特点是短暂性、发作性，且眩晕较剧烈，同时可能伴随有严重的自主神经[①]功能症状，如恶心、呕吐。如果通过诱发试验，还可以检测到患者的眼球震颤。根据眼震的方向，可确定为前半规管、后半规管出现障碍等。这种疾病的病因是掌管平衡感觉的内耳的三个半规管由于各种原因（病毒感染、疲劳、强烈刺激、感冒时抵抗力低下等）造成障碍而诱发的。这种眩晕特点与患者的位置改变有很大关系，眩晕持续时间较短，不发作间期完全正常。此病主要通过手法复位治疗，而且治疗效果较好。临床上称之为"Epley 复位法"[②]的疗法，也非常有效。

如此说来，耳石脱落这一原因和眩晕症状这一结果联系十分紧密，那么在不伤害生命的情况下所采用的西方医学方法就显得非常具有优势，而且传统的针灸、汉方疗法与 Epley 复位法相比，也就相形见绌了。

---

① 译者注：自主神经是内脏神经纤维中的传出神经，也称自律神经。自主神经系统掌握着性命攸关的生理功能，如心脏搏动、呼吸、消化、血压、新陈代谢等。自主神经系统（植物神经系统）是一个控制系统，很大程度上是无意识地调节身体机能，如心率、消化、呼吸速率、瞳孔反应、排尿、性冲动。该系统主要是控制"应激"及"应急"反应。

② 译者注：Epley 复位法原理是当头部在重力作用下改变体位时，病侧半规管中的耳石会离开原来的位置。

但是，如果患者频繁反复地出现眩晕，特别是已经对眩晕心生恐慌，甚至有一点平衡感觉失调就惊恐万状（例如，有的患者一躺在床上就感觉床要翻了，产生极度恐慌、焦虑甚至抑郁的精神障碍），这样的情况下怎么办呢？显然，一旦病因与结果的关系密切，西方医学的优势地位就开始动摇了。

满足患者的愿望

目前，关于汉方有效性的研究，已经有了许多肯定的结论，我们在此不再赘述和谈论。我认为汉方有几个满足患者期待的事例需要讲解。

"汉方药是纯天然产物"。当然，这是一种朴素的认知和信赖，也许是出于对人工制品的不信任和负面思考。只是这样的认知根据太过浅薄，而应当对药剂有较全面的了解。

目前使用的锭剂或颗粒型汉方药剂，其实都是在加工厂里从生药（饮片）中通过现代技术提取出来的，也加入了乳糖或淀粉一类的赋形剂（辅料）等"人工"成分。当然，也可以直接将生药加工成锭剂或颗粒，但是这些生药中会有一定量的农药残留，必须进行严格检验。所以，从严格意义上讲，汉方药也不是彻底"纯天然"的。

最早使用汉方药，将汉方药知识传授给人类的是中国古代传说中的"神农氏"。他将野外的花花草草放入口中咀嚼，来辨认这些花草的不同药性、药效和其毒性。传说他当年"尝百草，日遇七十二毒，得茶而解之"，最后尝了一味"断肠草"而断送了自己性命的。因此，在使用汉方的生药中，也明确含有诸如"乌头碱"一类的毒性（对于这一类的汉方药是必须加热去除其毒性后方可使用的）。所以说"纯天然的"汉方药也不一定是安全的。

如前所述，我认为许多求助于汉方的人，还是对"人工的东西"怀有不信任。一边忍受着疾病自然进展、恶化，另一边在对人工治疗方法存在怀疑，这样的纠结，也常常会造成患者的焦虑和不安。

从一定程度而言，医疗是作为社会的"制度"而表现其功能的。医疗是专业人士"让你接受"的一种服务，也许应当"服务你，你就接受吧"。如果遵照"早发现、早治疗"的理念进行体检，进行无痛腹部检查，而医师说"果然有问题"，可想而知，接着便是带有痛苦的治疗。如果治疗效果不好，疾病继进一步恶化，患者必然会有更多牢骚和怨言。

从这一点来看，汉方治疗以患者的主诉为出发点。在确定处方用药之前，不需要进行西医式侵入性检查。说的再极端一点，汉方药产生了效果，消除了症状，从而导致致命疾病被掩盖了，对于拒绝"人工的"治疗方法的人来说也是可以接受的。

根据汉方专家所说，有些患者由于不愿进行有创检查，不愿有人为介入治疗等理由，只是坐等汉方治疗。其实，汉方治疗不也含有"人为的（技术与判断）因素"吗？只是它所擅长的领域和解决问题的方式，与西方医学多少有些不同。

站在医生的立场，如果坚持使用汉方治疗，或列举不信任西医的种种事例，就会对患者产生不利的后果。我不是说西医的处置方法一定是必需的，而且说服患者同意可能也会很艰难，但如果患者不是特别固执，根据我自己的诊疗经历来看，患者不信任现代医疗手段还是很少见的。

患者"参与"治疗

从"满足患者"这一点，我们再讲讲另一种论点。

由于汉方药具有独特的味道和外形，因此有的患者会以痛苦的表情说"难喝"，但是这种说法并不带有恶意。汉方药的药味，恰恰是对患者表露了一种信息。患者能从这样的味道里明白一点："这种药就该是这种味道"。这样一来，患者的判断与医者的治疗方案是否吻合先不谈，至少患者对自己身体能不能接受这种味道就有了一定的准备。

在西方医学中，药一般是无色无味的，其剂型的作用之一也是方便饮用。制药公司也都是以方便服用为前提开发药品剂型的。但患者在服用药物的时候却感觉不到剂型的作用，所以他们的五官也感受不到任何来自药物的信息。或者说，感觉不到"来自医者对自己疾病的叮嘱"。

在西医看来，判断药效是医师的工作。当然，作为患者也可以感受到药效。例如，临床上经常进行的新药试验，会让参与者服用"安慰剂"（假药）。尽管这时参与者认为"有效"，但判断此药物是否有效也有其他办法；反之，如参与者认为"没有效果"，也许医师通过检验结果会认为它是有效的。无论如何，参与者的判断不如医师的判断有价值。

而在东方医学中，也有患者说"这个药不好吃"而不喝汉方药的。开具这剂药的医师就会认为"可能这剂药不太适合患者的体质"。这种情况下，患者服用这剂药也可能会出现不良反应。

虽说"良药苦口"，但如果是适应患者体质的汉方药，就算是很苦的汉方药，患者大概率也会直接喝进去。因此，在判断汉方药的效果和效能上，患者与医师的权重或许是不对等的，甚至可以说，在东方医学中，患者的评价可能更可靠一些。

此外，在西方医学中，服用药物的时候，也应当考虑去除患者存在的信赖感与不安感的心理因素影响。但是在东方医学上，这样的考虑就不必在意了，如果是一位很有影响力的医师，患者就会觉得终于遇到了救星一样，从心理上首先就病去一半了。

例如，有一剂汉方药叫"清暑益气汤"。在为患者开这剂药的时候，我不是说"我给你开一剂叫清暑益气的药吧"或者"开一剂某某号汉方药"，而是这样对患者说，"因为你一到夏季就苦夏，给你开剂清暑又益气的方子吧。"

然后我再把汉方药的功能说明书详细讲给患者，甚至附上一份说明书，让患者感觉到这剂药切实地适合他的体质和症状。

我觉得无论怎么诊病，如果先让患者明白药性和功能，再说明汉方药的独特气味与治病的关系，就能帮患者坚定"肯定有效"的信念。这样，在实际服用时，尽管患者发现药"很难喝"，也会抛却对味道的喜恶。

我认为，比起西方医学，东方医学是患者参与度更高的医疗手段，具有最大限度满足患者需求的潜力。

汉方比西药更安全、不良反应小

汉方的安全性不能一概而论。有一个很著名的案例是"在使用干扰素治疗病毒性肝炎的期间，再使用小柴胡汤，引发重度间质性肺炎"。

但这个严重的不良反应，并不是使用干扰素治疗病毒性肝炎时发生的，单独使用汉方药也一样会发生的。极端而言，不仅是汉方药，就连种类繁多的西药也有过不良反应的案例，如抗肺癌药易瑞沙（吉非替尼），其对人体的伤害就一直饱受诟病。

为什么会出现这样的不良反应？这一机制至今也没有答案。还有人试图解释间质性肺炎是肺脏产生免疫反应的结果，认为这是部分人的体质对特定药物过敏导致的。也就是说，与其说是药物的毒性作用，不如认为是某种药与患者"不投缘"造成的。

对此，西药除了这种机缘以外，还像硬币的两面，有疗效的同时也存在一定的不良反应。下面我们看看镇痛药的例子。

空腹服用镇痛药后，马上使用胃镜，就会发现胃黏膜变红，还有人会出现胃黏膜糜烂。这就是由于镇痛药抑制了机体内的活性物质前列腺素，而起到了镇痛、抗炎疗效的作用。前列腺素对胃黏膜具有保护作用，但镇痛药不可避免地在镇痛的同时伤害了胃黏膜。

这样给药的"病因"，导致了出现不良反应的"结果"，就像本章开头我讲的，我的同学在是否使用镇痛药时会犹豫不决。抗癌药是"杀死所有细胞的药"，也就是说基本是毒药，在使用时难免会出现不良反应（参见本书答疑篇 Q2）。为了避免这种伤害，或者对抗不良反应，我们不得不增加药物的种类，那么不与机体体质"投缘"而产生不良反应的概率便会随即攀升。

西方医学最多才 150 年，而汉方药的历史却长达 2000 多年。在其漫长的历史中诞生了无数的生药（饮片）和经验处方供社会使用。现在留下的是历经大浪淘沙、沿用至今、行之有效的方剂。我认为，这些方剂的有效性和安全性，都是通过了严苛考验的。

世上没有绝对安全的药物，汉方药还是存在一定的不合人类体质的不良反应，但依然可以认为"相对其他药物而言，汉方药没有特别的危险性"。

长期服用也无妨

在使用汉方药的场合下，由于配伍不当而发生不良反应，在服药的早期就会察觉到。如果服用了一段时间没有出现任何不适，长期服用的话也基本是没有问题的。

当症状改善的时候，是不是停用汉方药就是另外的问题了。如果没有达到患者认为的十分疗效，患者必然会感到不安。但是一些案例显示，服药的中途停药会出现症状反复，也有中途停药出现症状（疾病）恶化或又出现其他症状的情况。这时需要继续使用前药，或应在原处方里调整加减药物。

我们必须明白的是，汉方药就像咖喱饭和黄油炒面一样，是混有许许多多生药的集合体，效果也是慢慢地显现的。

例如，用于胃功能变差、改善胃蠕动功能的"六君子汤"。这是一剂非常有效的汉方药。我常常会听到患者说："已经好了，就停药吧。"而这个时候患者又患上了感冒，需给他开了一剂"葛根汤"。

一般情况下，服用"六君子汤"是针对胃部不适，服用"葛根汤"可以治疗感冒，但是在使用汉方的情况下，针对胃部不适的时候服用了"六君子汤",同时再服用"葛根汤",就会对胃部产生影响,而治疗感冒的疗效也会大打折扣。这就是所谓的"事倍功半"。也可以说这是长期使用汉方药出现的苦恼事例。在这样的情况下,可以继续使用"六君子汤",但要停用治疗感冒的"葛根汤"而改用"香苏散",就是一剂对胃既温和而又可以解决感冒问题的方剂。

如果是使用西方医学的药物就不一样了,一般西洋医药的一种剂型里只有一种药物成分,如果要止痛,还要消炎、止咳……就要增加不同的药物。对此情况,汉方药一种生药里就包含了多种生理活性物质。而汉方再将生药的种类混合成为一个处方,便具有了更为复杂的治疗效果。

关于古典的处方,先人们留下了总结出宝贵经验的多种书籍,便于我们根据适应证,从中寻找。不过,混合处方在应用过程中会出现什么样的效果是很难预测的,但是我认为,一般来说如果是"混合"处方,效果也会减弱。

任何事情都有例外,如可以先分解构成处方的生药单位,再一一确认各种生药的作用和分量,然后考虑相互之间有无"不相合",最后混合在一起。

刚才所说的使用"六君子汤"调理胃病,再遇有感冒时加服"香苏散"就可以了。我们知道,这就是古代记载的典型方剂"香砂六君子汤",将"六君子汤"和"香苏散"混合而成的处方。这是专家的杰作,同时达到了"一石三鸟"的效果。

慢慢改善体质

西方医学的速效性，仅限于对症疗法，即民间所说的"治标"；而东方医学是花费时间改善体质，即民间所说的"治本"。的确是这样，发病的时候，不能仅仅针对疾病的局部，而是要具有着眼调整全身状态进行治疗疾病的战略意识（在汉方的话语里称为"治本"）。但是在尝试这个战略的时候，往往要花费一定的时间才能发现效果。

我在很多的情况下会花费两周的时间来验证，是否需要调整处方。例如，我遇上一名痛经综合征的患者，为她开具处方，通常两周左右她就会来反馈"睡眠好了""月经顺畅了"。于是我继续沿用该处方。这样一来，患者的"痛经综合征"也缓解了。但如果两周后，患者症状没有任何改善，我通常就要改变处方了。

顺便说明一下，汉方也可以像西药一样达到迅速摆脱疾病的困扰（治标）。例如，感冒或急性腹痛，完全可以在 15 分钟内获得显著的效果。所以说，汉方药不只是"慢慢地改变体质"。

不改善发病机制，而是部分改善体质

如前所述，汉方药里包含了极其复杂的成分，有许多成分连现代科学也无法对其药效的作用机制进行科学解释。由于其复杂性，我认为只有通过患者服用后的表现来证实方剂的有效性。而要想彻底搞清楚配伍发生变化的机制，恐怕是不太可能的了。

从某种意义上说，汉方药就像是一个内部构造不明的"黑匣子"。"匣子里面装的是什么？""装的可能是西医掌握不了的东

西吗？"对于这些疑问，包括我在内的临床医师也是一头雾水。

我想，我同学的心里也会猜测："汉方药里也许含有调整生理激素的秘密成分吧"。关于这点，其实我也不敢肯定。我们想弄明白这些，就必须有打破砂锅问到底的准备，做好基础研究。

且不论"黑匣子"的说法，汉方里肯定有西医无法猜透的独特医疗物质。我可以举一个治疗感冒的例子。

西方医学对溶血性链球菌引起的扁桃腺炎使用抗生素，对流行性感冒使用抗病毒药，这种治疗病原体的方法，是当今医学界的"正道"。但现实是，雷诺病毒和冠状病毒也会引发感冒，却没有针对性的药物。因此，除了溶血性链球菌引起的流感，凡是对因雷诺病毒、冠状病毒引发的感冒来就诊的患者，一般医师都会嘱咐说"回去休息吧，没有特效药"。这就是西方医学治疗流行性感冒的现状。

这样劝退患者，肯定很不礼貌，因此西医只好对症处理。例如，对发热的患者给予退热药，对咳嗽的患者给予镇咳药，对咳痰的患者给予祛痰药。这样一来，给的药基本上都是一样的：退热药、镇咳药、祛痰药等"综合感冒药"。一旦遇到感冒患者，就反射性地按"综合感冒药"标准方式统一开药。

那么，东方医学在这种情景下是怎样做的呢？

东方医学认为，出现这些症状的都不是病原体。发热、疼痛与肿胀等症状，是机体与病原体战斗的反应（抗病反应）。若想高效除去病原体，就要采取适应这种抗病反应的状态进行治疗，这才是诀窍。

例如，东方医学治疗感冒最有名的"葛根汤"。此方剂在中医古籍里早有记载，如果出现"背后阵阵发冷、寒战，头部和颈项部疼痛，无汗"的时候，就要给予此药。服用"葛根汤"后，背后就不会发冷、寒战，头痛也会减轻，身上也会出汗。当背后不冷，体温会一度升高，这是与服药之前测量的体温相比较而发现的。如果不对患者说明服用"葛根汤"后会发热，可能会落得埋怨。

那么，为什么感冒会发热呢？汉方药为什么特意让患者体温升高（出汗）？我们可以先分析一下当感冒病毒侵入人体时，体温升高的原因。病毒引起的体温升高很弱，而西医通常认为，一旦感冒了体温升高就要尽快降温，身体万万不能发热的。

但"葛根汤"具有优秀的作用机制，即提高体温，消灭病毒，通过促进发汗达到解热的目的。此外，药方中还配有帮助保持体力的生药，与"一旦发热就退热""一旦咳嗽就止咳"的西医医疗策略迥然不同。近期研究表明，感冒患者在服用"葛根汤"后，体内确实出现了促进排除病毒物质增加的现象。这就证明东方医学在治疗感冒过程中的"战略优势"。

汉方医学是高手云集的江湖

为什么我的同学要特意发邮件问我？我后来想了很多原因，其中一个也许就是他在邮件里说的"汉方医学是高手云集的江湖"。

"无论谁怎样学习，汉方成绩都是一样的。"开始学习汉方的时候我也这样认为，自己找来各种各样的书籍和资料进行学习就

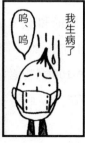
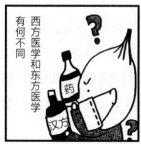

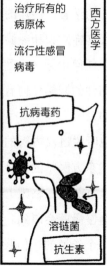
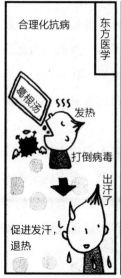
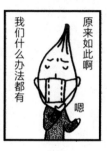
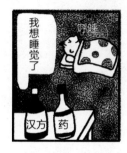

可以了。

东方医学在诊断和治疗方面重视"个人差异"。同样一个疾病，可能开出不同的药方；而不同的疾病可能会开出同样的方剂。例如，乳腺症的第 100 名患者，与之前 99 名患者可能会有不同的东方医学的治疗方剂，而第 100 名患者就可能会与第一名的方剂相同。

在这样的情况下，治疗过 99 名患者的经验丰富的汉方医生与第一次治疗的初学者，治疗的时候也是站在同一起跑线的。

更何况像我这样知识和经验不值一提的汉方医生，认为自己不能给我的同学任何指导（说到这里，我对自己没有给那位好不容易给我发来邮件的同学任何有益的答复而感到抱歉，今后我会与他解释一下的）。

的确，我也听说过汉方医的名人和达人比比皆是。我在本书的后面还会讲述东方医学的种种流派。东方医学确实是以多样的学说存在的，汉方医生在临床上都是凭借着自己的实力。

这样的事例慢慢就会碰到。我想讲讲我是怎么对汉方产生兴趣，开始进入这个领域的。但我想先说一个观点——东方医学确实博大精深。

2　遇见汉方

DNA 可以被编辑

1987 年，利根川进[①] 因其在免疫系统遗传学上的研究成果，成为第一个获得诺贝尔生理学或医学奖的日本人。他发现了身体免疫细胞组是如何利用有限数量的细胞生成特定的抗体以抵抗成千上万种不同的病毒和细菌。那时我才是一名小学生，数年后通过科学杂志和其他读物（包括少儿读物），我才详细地了解了他这一贡献的意义，其成就斐然。

人的身体是绝对无法阻挡各种各样的病原体侵入的。大肠杆菌、肺炎球菌等细菌，引起流行性感冒和麻疹的病毒、蛲虫或绦虫等寄生虫，所有外敌都对我们的身体虎视眈眈。阻击它们的重要武器之一，就是名为"抗体"的蛋白质。

当抗体准确地发现并且辨认外敌之后，便会贴在其表面。如果大量抗体附着在病原体上，它们就无法移动。不久，人体内专门清除这些外敌的免疫细胞就会将病原体一一排除。

---

① 译者注：1939 年生于日本名古屋市，博士学位，毕业于京都大学和加利福尼亚大学圣迭戈分校。因"发现抗体多样性的遗传学原理"而获 1987 年诺贝尔生理学或医学奖。

现在认为"抗体准确辨别外敌的外形"，但是"一种抗体只能辨别一种类型的外敌"。具体地说，专门辨别病毒的抗体只能对抗一种引起流行性感冒的病毒。更进一步说，流行性感冒 A 型的抗体不能对抗 B 型的流行性感冒病毒。更细致地区分，能够对抗流行性感冒病毒 A 苏联型（不知为什么叫"苏联型"）的抗体却无法对抗流行性感冒病毒 A 香港型（这名字也莫名其妙）。这样一来，身体为了对抗各种各样的病原体入侵，就会不断产生不同的抗体。

抗体是由 DNA 设计出来的蛋白质，DNA 存在于身体中每一个细胞"核"。也就是说，这些物质的分子复合物产生的自身抗体也是一种蛋白质。

我们以胃细胞为例说明。细胞核在胃细胞里是有特点的设计图样。肺部细胞设计图样、肝脏细胞设计图样、皮肤细胞设计图样等全身细胞的设计图样，都被 DNA 掌握着。同样肺细胞、肝脏细胞、皮肤细胞，包括胃细胞都是由细胞核进行设计。所以，DNA 里具有海量的信息量。

即使 DNA 具有海量的信息量，对于世界上全部的病原体分别设计了针对每个病原体的设计图样以及由这个设计图样产生的抗体是可行的吗？尽管 DNA 存有海量的数据，但面对世界上全部的病原体，再庞大也是有限的。

利根川进博士的研究解决了这一矛盾，即身体免疫细胞组是如何利用数量有限的细胞编辑（生成）特定的抗体，以抵抗成千上万种不同的病毒和细菌。

例如，人类的细胞核设计出了 2000 种抗体。如果 DNA 无法编辑，淋巴细胞就不能将自己"制作"的抗体从这 2000 种抗体里面选出来。但是抗体中有两个"部件"的设计图平均含在 1000 个 DNA 当中，如果将其进行编辑、组合形成的抗体，将会是怎样的呢？也就是说，这样被编辑组合成的抗体数量（种类）是 1000×1000=100 万。

面对外界上百万、千万，甚至上亿种的抗原，我们体内产生的相对的抗体也应该有这么多的量级吗？难道我们体内编码抗体的基因会有上百万、千万，甚至上亿个吗？以前，我们并不知道人体细胞内基因的确切数量，但是想想如果编码抗体的基因数量就是一个天文数字，再加上细胞内的其他基因，细胞内的基因总数如此之多，太吓人了。我们知道"一个基因一条多肽链"，而只用一个简单的计算结果就说明一个基因编码对应一个抗体分子的理论是不可能的。

人体抗体基因中的重排现象，即具有不同能力抗体的染色体组成成分在产生过程中可以使每个 B 淋巴细胞形成独特的抗体。这一发现证实了在编码抗体基因中，至少有一部分种系基因在接触抗原前就已存在，并进一步阐明了产生抗体基因多样性的遗传机制，和抗原与抗体之间的专一识别现象提供了理论依据。利根川进的研究使人们可以通过注射疫苗增强人体对病毒微生物的抵御能力，在加强艾滋病等免疫缺陷病反应抑制能力上提供了新的研究途径，为现代医学提供了一种治疗多种疾病的手段。

除了外伤以外一切疾病都与基因有关。每个人与生俱来都会有基因缺陷，这些都是疾病发生的诱因。

人类早已知道，在外界物质，如细菌、病毒、花粉和各种化学物质的刺激下，身体的体液免疫被激活而由 B 淋巴细胞产生和分泌对应的抗体（即每一种 B 淋巴细胞能分泌一种抗体，抗体的另一个名字叫"免疫球蛋白"）。

利根川进博士的这个发现，使得学界的同行大为惊奇。即使了解人体的任何一个细胞核，也只会发现细胞核内的 DNA 原则上都是一样的。可是因为淋巴细胞可以剪切了自己的 DNA，淋巴细胞就能携带被改变了的其他 DNA。所以利根川进的这一发现颠覆了迄今为止对细胞、DNA，以及免疫系统遗传学的历史观点。

自身免疫的内战

如果具有了制造如此规模的抗体能力，也就产生了另外一个麻烦。制造出了可以抵御外来病原体的抗体，固然是件好事，但是由于淋巴细胞的设计图编辑的任意性，有时也很会将自己身体的成分制造出抗体。免疫学上称之为"自身抗体"。

出现了自身抗体后，就会发生各种各样的负面效应。抗体自己制造出来了众多的细胞核组织，但是它对于这些物质一概认为"这是外敌，要全部清除掉"。于是便开始攻击身体的免疫系统，其结果是伤害了自身的细胞和组织。

这便是自己的身体攻击自身免疫系统的"自身免疫"，也可以称为"同室操戈"或"内战"的局面。例如，类风湿关节炎就是这样的疾病。详细地说，在关节腔里发生了剧烈的免疫反应，关节腔内的细胞受到了攻击，关节组织即被破坏。与类风湿关节炎一样，由于自身免疫引起的疾病，被称之为"自身免疫性疾病"

或"胶原性疾病"①。

"胶原性疾病"是纽约西奈山医院病理学家 Paul Klemperer 在 20 世纪 40 年代提出的。病理学就是利用显微镜观察疾病，进行诊断和治疗的学问。Klemperer 为了深入研究类风湿关节炎的成因，从患者的病变部位提取病变组织放在显微镜下观察，最终发现了病变的特点，是这些病变组织里存在"骨胶原"。

Klemperer 发现机体组织出现骨胶原，都会发生类风湿关节炎，便统称为"骨胶原疾病"。当时，日本将此病名翻译成"胶原病"。

随着后来的研究进展，明白了骨胶原不是疾病的原因，是由于自身免疫破坏了人体的细胞核组织而进行的修复。当时要恢复到原有的细胞数量需要花费相应的时间，而且组织要恢复到正常的功能、重新形成组织结构，几乎是不可能的，于是局部的组织就会成胶原状。因而将这种胶原状态的病变称为"胶原病"。

胶原病并不是胶原，而是一种极富弹力和柔软性的生物材料。皮肤组织和软骨组织就是由胶原组织将细胞与细胞结合起来的组织。所以说胶原支撑了这些组织并非言过其实。

好的自身免疫：癌免疫

我把话题回归到自身免疫。

---

① 译者注：胶原性疾病是胶原及胶原基因变异性疾病。胶原是多种结缔组织的主要成分，维持着组织和器官的完整结构，并与人体早期发育、器官形成、细胞间的连接、细胞趋化、血小板凝集以及膜的通透性等功能密切相关。胶原产生过多或过少，以及胶原结构的缺陷都可导致疾病。

自身免疫并不是身体受到了某种问题而出现的保护性反应。对于身体而言，还是需要有自身免疫机制的存在。也就是说，自身免疫具有好的方面，其代表就是"癌免疫"和"病毒感染的防御"。

所谓癌症，就是身体组织在某种物理或化学等因素长期刺激或影响下，无序、过度增生的新生物的疾病。例如，胃癌就是胃中过度生长的肿物。如果放任其继续生长，那么食物就无法通过，胃的功能也会渐渐丧失。不仅如此，由于胃癌的癌细胞增长会穿破胃壁扩展到与胃相邻的肝脏、胰脏（称为浸润），进而影响以及伤害这些脏器的功能；癌细胞还可以通过淋巴管和血管到达肺脏和骨骼，以及远端的脏器（称为转移），导致其他脏器不断受到破坏。

通常情况下，细胞具有一定的寿命，经过一段时间的数次分裂就会凋亡。而正常细胞生长到一定程度，产生接触抑制，停止增殖，继续分化为成熟正常细胞。而突变的细胞失去这种接触抑制，不能够分化成正常细胞，于是形成了癌细胞。

在我们的日常生活中，充满着伤害重要的设计图 DNA 的事件。例如，太阳光中的"紫外线"包含了天然的放射线，可以伤害到 DNA；生活当中绝不可缺少的氧，在身体内转变成活性氧，也可以对 DNA 造成伤害；甚至鱼、野菜里也充满着可以伤害到 DNA 的物质。另外，世人早已熟知的烟草、某些食品添加剂、某些药物等各种各样的人工合成的化学物质，都可以伤害到 DNA。

所以说"是无法从身体里出现癌细胞"的。但是，大部分人可以健康生活，即带癌生存。癌细胞的增殖是用肉眼所看不见的，幸而在人体内还有在癌细胞成为肿物之前便将其消灭、制服的机制，这就是癌免疫（肿瘤免疫）。癌细胞就像细菌、病毒一样，从外部进来伤害人体的组织。癌细胞在人体体内可以取代原有的正常组织，将自己变成人体组织的一部分。体内产生的这种攻击癌细胞作用的免疫，就是自我免疫的一种机制。

好的自身免疫：防病毒感染

在可以改写细胞 DNA 的生物中，也有病毒这样病原体。

病毒经常与细菌混同，但是细菌的个体微小，一般球菌直径为 0.5～1.0μm，杆菌宽 1μm，长 2μm，在普通的光学显微镜下就可以看见。但是病毒就完全不同了，它的体积非常小，必须使用电子显微镜放大才可以看见。那么，这么小体积的病毒为什么和细菌一样可以引起人体发病呢？

病毒没有或者说不具备自我增殖的机制，也就是说病毒没有主宰自己生命活动的装置。

病毒依附到细胞上，将自己的设计图巧妙地潜入到细胞当中，也就是说"乘机占取"。当病毒占取了细胞的内部之后，便大量地生产病毒增殖所需的"零件"。而且在病毒进行大量的增殖的同时，作为病毒增殖"帮手"的细胞则会出现大量的死亡。

我们前边讲到的抗体，与浮游在身体的各个地方的病毒进行大规模的作战，封闭病毒的活动。但是对于已经潜入到细胞里的病毒无能为力。这时，抗体将存有病毒的细胞统统杀死。这就是阻止病毒大量复制、增殖的免疫机制，也是防御病毒感染的机制。

由于防御病毒感染时牺牲的细胞原本就是人体的一部分，在杀死病毒的同时，不可避免地杀死了被病毒占取的细胞。这也就是自身免疫。

免疫的重大任务

迄今为止，我们已经看到了自身免疫好的一面和坏的一面。所谓的免疫机制是一道很难解的课题。我认为自身免疫也具有很难说清楚的现象。也就是说，这种免疫机制不仅是对"外敌"，还要对癌细胞这种"背叛"细胞和被癌细胞占据的细胞也会一并清除掉。

对于免疫最突出的一个难题就是病毒性肝炎。

所谓肝炎病毒是较其他病毒更为"聪明"的病毒。它占据了肝细胞后增殖自己的"零件"，并不是采取大量破坏肝细胞来为自己制造"零件"，而是长期与肝细胞共存的同时增加自己的同伴。且肝炎病毒频繁地变换自己的设计图，制造着削弱免疫监视的蛋白质，巧妙地突破病毒感染的防御体系，也不会杀死被自己占据的细胞。

也许我们认为病毒与肝细胞共存没有问题，但是病毒在肝细胞中制造的蛋白质渐渐地在肝细胞中"疯狂"起来。病毒还会将影响自己增殖的大多数肝细胞里的设计图改写成乱七八糟的样子，最终导致肝细胞癌化。

在感染的早期阶段，病毒只会占据少量的肝细胞，这样消灭感染的肝细胞即可。肝细胞的再生能力非常强，牺牲少量的肝细胞完全可以通过再生恢复正常。

但是大半的肝细胞被病毒感染，突破了肝细胞对病毒感染的防御能力就成了重大问题。免疫机制会对整体的肝细胞进行攻击，导致肝功能不全而危及生命。

这就是"急性重型肝炎"（也叫暴发性肝炎、暴发性肝功能衰竭），具有非常高的死亡率，如果不进行肝脏移植就无法存活。如果说急性重型肝炎之源是病毒，那么碰上的难题就是免疫反应，即怎样做都无法挽救生命。这样的免疫不仅要防御"外敌"，还要防御原来的同伴、现在的背叛细胞和被病毒占据的细胞。背负着重大使命的"免疫警察"，在混乱中很难分清谁是敌人谁是朋友，而且不知道什么时候就要卷入将枪口对准自己人的大规模的内战状态……这就是免疫的重大任务。

抑制免疫治疗的局限

对急性重型肝炎治疗的第一步就是要抑制疯狂而胡乱的免疫动作。

正如许多人所误解的，认为"免疫＝善，病毒＝恶"简单的临床表述。在健康食品的介绍里，常常可以看到"能够提高免疫力"的宣传字眼。还有说吃了某种健康食品"我的免疫力提高了"的天真地表演活动。而实际上这种观点一点儿信用都没有。

相信免疫性善说的人，对于"抑制免疫"的治疗总是会大为震惊。总体而言，病毒毕竟是各种疾病的元凶，要对病毒进行这种抑制免疫的治疗实在是让人难以接受的方法。一般人认为，如果是着了大火，当然是要马上灭火。至于谁是元凶、抓住纵火犯，那是以后的事情。

那么，到胶原病内科就诊的患者，大半人是自身免疫的原因患上了疾病。与前面所述的急性重型肝炎治疗是一样的，也是要采取抑制免疫的方案。

胶原病之父 Klemperer 时代，几乎没有免疫抑制剂。在 20 世纪 40 年代以后，"副肾皮质类固醇"被开发出来并应用于临床。比如，系统性红斑狼疮的病例，在 20 世纪 70 年代，每 9 名患者当中就会有 1 名患者在一年内死亡。但现在随着免疫抑制剂出现及研发，不断进步，红斑狼疮发病后生存 10 年的死亡率已经降到了个位数。

经过长时间的免疫抑制剂的治疗，患者也必然遇到患感染症的风险。即使减少了一定的药物量，机体还是具有"免疫记忆"的性质。面对今后进入体内的细菌病毒，还是会认出"这是敌人"，不会彻底丧失了对外敌的辨认记忆。为此，也有患者在减少到一定药量时，就等于撤掉了"免疫抑制剂"，从而再次发病。

我就有过这样的经验。对于患有自身免疫的患者，必须维持在一定的药物剂量内进行免疫抑制，除此没有替代免疫抑制剂的方法。

如果发生急性重型肝炎，主要是病毒制造的麻烦，此外，还有一半原因是自身免疫疾病和胶原病。因此，在对致病原因不明的患者使用免疫抑制剂治疗后，也是可以慢慢减少药物的用量。这就是我在治疗过程中摸索出的经验。

不好的免疫抑制剂

我从十几岁开始就对利根川进博士的研究产生了兴趣，所以

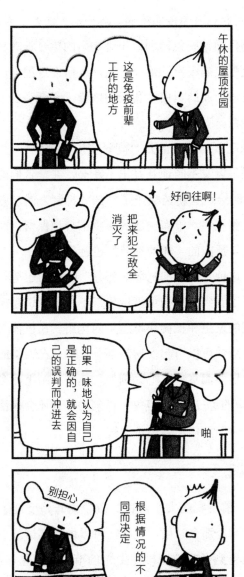

当了医师，并对引起自身免疫的疾病（胶原病）进行了专门研究。直到现在，我仍仔细钻研包括利根川进在内的免疫学者和临床医师们针对自身免疫疾病采用的治疗方法。在研究过程中，我不断发现新的自身抗体、新的蛋白质和新的细胞，逐渐明白了它们的活动与疾病的关系。

各种免疫抑制剂，最初的是"副肾皮质类固醇"，开启了全面的免疫抑制。最近又不断地开发出了新药，在学者们的研究中有这样的构想：即给这些新药赋予了"部分抑制"的功能。也就是说，在免疫机制里，对没有问题的免疫部分地保留，而那些会产生感染症和不良反应的"坏的部分"进行抑制。

但是我却对这种专门"抑制坏的部分"的构想还是不解。

至今我们可以看到的自身免疫现象，不仅可以引起疾病，而且具有防止癌症的发生和抵御病毒感染的作用。在机体具备的免疫机制里，如果除掉可以引起疾病的部分，那么在人类的生命进化过程中早就被自然淘汰掉了吧？例如，免疫机制里存在着可以引发"内战"纠纷的免疫部分，但免疫机制为什么还会保留着它？是不是可以在生命的进化中"修正"掉？

"系统的效果"

回溯到 20 年前，我的大学考试失败，便开始度过了一年时间的"浪人"生活。那个时候，我唯一可以做的事情就是在家里看电视。当时我看到了难波恒雄先生[①]的节目，印象非常深刻。

---

① 译者注：难波恒雄是国际知名的汉药专家、日本著名药学博士，曾撰写过《和药事典》《世界药用植物百科事典》《汉方药入门》《药膳入门》等专业著作。

他在节目中介绍，西方医学一般将药物定义为一种药一种效果，但是东方医学的生药里却包含了许多的成分，这便是"系统的效果"。

话说起来现在是近代药学的黎明时期，人们都在研究着汉方中使用的生药里到底包含着哪些有效成分？是哪些作用机制在发挥着疗效？

例如，著名的治疗感冒的汉方"葛根汤"中，包含着麻黄素。1885年时，长井长义在医学临床上用麻黄素作麻醉药。当时，他的目标就是要提取纯度极高的麻黄素。后来他发现高纯度的麻黄素也是一把"双刃剑"，药效更强，但不良反应更大。

比如，麻黄素可以有效地扩张支气管，还具有止咳作用；但是它的兴奋作用，却极易损伤胃肠道功能。

因此，很多情况下在加入了麻黄素的处方中，会再配以保护胃肠道功能的甘草。这样一来，汉方中的配伍既能增强效果，又能起到保护胃肠道平衡的作用。

这一点，长井长义先生也通过显微镜进行了观察。他在用200倍的单眼显微镜发现图像非常倾斜，他便换成了10倍双目显微镜，观察从麻黄草中分离提纯出了结晶麻黄素，并确认它就是麻黄的主要活性成分。他还认定麻黄素中的其他成分起到了复数加持效果。

我突然想到，具有复杂机制的自身免疫问题，是不是用汉方医学的"系统"方法就能解决了呢？

3　与汉方的邂逅

医局的回忆

我在大学五年期间又回忆起了难波恒雄先生。于是，我查到了他执教的富山医科药科大学（今富山大学医学部）官网。这是一所在国立大学里很早就开设了和汉诊疗学讲座的大学，也接受学生实习。于是，我马上决定暑假去修学。

在医局①有与有志于汉方药的年轻先生交谈的机会，但也不是那种像在临床实习时非常明快的氛围。

在这个医局，首先吸引我的目光的是他们那里摆放的装有生药的瓶瓶罐罐。有的瓶子里装的是虻虫，有的是水蛭。医局的先生是根据自己的体质需要进行汉方配方饮用。

患者喝的药是什么样的，会起到什么样的变化？这就是先生们真诚的伦理的态度，用自己的身体检验服药后的效果。这也对服药指导非常具有说服力和治疗效果的提升有所帮助。

在西方医学里，除了精神医学家神田桥条治之外，几乎没

---

① 译者注：日本医学院校附属医院临床科室的医局，是日本独有民间医疗机构，等同于附属医院中的科室又有别于科室。

有医师说"喝一下利尿药看看""打一针免疫抑制剂"这种话的。至于自己打一针抗癌药或者胰岛素做实验，那简直就是玩儿命了。

如果是汉方药，就算是超量给药也不会危及生命。但是服用汉方药超过一定剂量后，药效也不一定会提高。同样的汉方药，健康的人喝的话，与患者喝是会有不同的作用。这便是测试汉方药安全性的"策略"之一。如果是医师亲身体验，将来就可以现身说法地为患者进行讲解自己的感觉。我觉得这是特别好的医疗手段之一。

在富山的实习时期，经常听到指导医师说，"某某先生肝硬化导致的肝腹水相当严重，服用'五苓散'有惊人的效果……""这么说的话，真是不可思议的药……"同时就在我的面前调配"五苓散"并且煎熬，还对我说"这剂药是什么味道，请喝一口尝尝。"

这就是先生想把治好了患者疾病后的喜悦心情，告诉我这个完全不知道汉方药的学生的想法。至今，我对第一次接触了汉方药的味道还留有强烈的印象。

较之于西方医学各种各样的诊断方法，热心弄清楚疾病的致病机制和药物味道的医师，这才是优秀的医师。他们这样的做法会在治疗上非常谨慎，要求做到缜密地论证过程。

汉方在治疗上要求数量，比起诊断来说更注重疗效。我就想做一个被大众传媒炒得沸沸扬扬的漫画《怪医黑杰克》里称为"神之手"的外科医生、站在被治好的患者面前受到尊敬的医师。富山的先生们比起其他医学院照着书本讲课的医师们，更多的是与临床医师进行切磋，再与学生们分享他们的经验。

患者是主人公的理由

我对于"五苓散"治疗肝硬化导致的腹水印象非常深刻，至今仍记忆犹新。

住在富山医院的那名患者，只是服用了一剂就感觉效果非常好，接着一剂剂地喝下去。而且在一天之内把三天的药都喝了下去，当天晚上就陆续排出小便，腹部也很快凹了下去。特别是第二天早晨，他从护士站经过，一名护士居然没有认出他是住院的患者来。

在西方医学上，治疗腹水也只是使用利尿药而已。但是服用利尿药后，并不会像西医师所说的"心情会好起来""马上就会神清气爽"。若已经发展到"肝功能不全"的情况下，按照西方医学的处方每日三次分服，极有可能会出现脱水状态而发生致命的医疗事故。

在西医中，医师们一般是对患者的发病机制进行假设，并且据此进行投药。而患者是不能对医师的这种假说表示异议的。如果患者不同意医师的意见，就会被医师指责成"问题患者"。如果服药后没有获得医师假设的良好的效果，一般医师不会承认自己的假设有问题，而是会说"患者不听话才导致这样的"。

对此，凡是服用了汉方药的患者马上就会出现见效的实感，而且汉方药还因患者的体质不同有一定的回旋药量。而且原先的"五苓散"里有汉方药桂枝，患者在闻到了这种药物的香气后心情会大好，服药也会特别顺畅。

桂枝在汉方药里还被称之为"气"，也就是说，桂枝在体内还起着一种调节能量流动的作用，也可以理解为调节机体的水分代谢。汉方的先贤们从治疗中得出了经验，就是与其让能量在体内"固守"，不如让其"流动"起来对治疗效果更好。特别是将其混在其他的药方中，作用也会更加明显。

当然，我在汉方药中也是学生，有时也要考虑患者的体质，将一日的药量分成两日服用，对于有的患者也同样是有效的。

医师这样使用汉方药，再观察患者的反馈，就会找出针对患者自身最适合的药量。于是，汉方医通过调整药量的方法可以获得极好的效果，这一点让我非常钦佩。

汉方药的"药效"机制

那么我们就看看"五苓散"的具体作用吧。

水分在人体内分成三大空间。一是胃肠道与膀胱、眼睛与鼻腔及气管这些与身体外界相通的空间；二是血管内；三即胸腔与腹腔、细胞与细胞之间的间隙、血管之外但不与身体之外相通的空间，临床上将其称之为"第三空间"。

通常肝脏发生疾病的时候，第三空间里就会大量积存水分。此时，西方医学使用利尿药通过肾脏排出体外进行解决。具体机制是通过血管壁将血管里的水分"榨取"出来。也就是说，这种方式不是直接作用于第三空间，而是当血管里的水分被减少之后，再由第三空间里的水分自然补充到血管里面的循环机制。

健康的正常成年人的血液总量约为体重的8%。一个体重50kg的人，全身血液总量为4kg左右，约4000ml，或是占人体体重的 7%～8%。如果在很短的时间内将 1kg 血液变成尿液就显得太慢，特别是肝脏功能不好、肝脏没有来得及处理的毒素还存在血管里，也会影响血液变成尿液速度。因此，西方医学使用利尿药想要在一夜之间消除浮肿，简直是天方夜谭。

而"五苓散"具有这样惊人的作用。详细的作用机制至今还是一个谜团，大概是它的功效是直接作用于第三空间。在汉方药中也将五苓散称之为"利尿剂"或"利水剂"，但是在临床上不能简单地将"五苓散"视为"利尿剂"。

如同"五苓散"一样，汉方药当中有着许多与西方医学相比作用机制独一无二的药方。

例如，"麦门冬汤"是用于咳嗽的药方，也是我第一次使用过的汉方药。有一次我咳嗽不止，来到一家美式杂货店买药。但是他家没有止咳药，于是我就买了"麦门冬汤"。不料，我服用 15 分钟后，咳嗽居然就止住了，令我大为惊奇。在西方医学上，镇咳药都具有扩张支气管、麻痹气管黏膜感知神经的作用，特别是后者会含有麻醉药的成分，有点儿"强力"止咳的机制。但是"麦门冬汤"是通过消黏膜炎症、滋润黏膜来实现"间接性的"止咳作用机制的。

顺带说一句，在汉方药里，"麻杏石甘汤"等也是具有西方医学通过扩张支气管达到止咳机制的药，较之干燥引起刺激导致咳嗽的"麦门冬汤"更好一些。也就是说，同样是咳嗽，但是在汉方医的情况下会分门别类，采用不同方剂针对不同的证候。因此，汉方药不仅能止咳，还兼有祛痰功用，这点是优于西医的。

还有更多的事例。

在某次的汉方讲习会上，当有人问道"有没有治疗腹泻的汉方药"时，讲师先生回答说"汉方药里没有止泻药"。顿时听众纷纷发出"咦——"，表示怀疑。于是这位讲师便接着解释道，"不是说汉方药里没有止泻药，而是说汉方药里有治疗胃肠道疾病的药"。

的确，仔细想一想就会明白汉方药里与西方医学里对应的"止泻药"，不是简单地通过止住肠道蠕动止住腹泻的，而是具有可以调整肠道黏膜的水代谢能力药物，利用方药温阳胃肠道、促进血液循环的作用机制达到止泻的目的。

过去我曾经对患有感染性胃肠炎的患者给予汉方药中具有治疗腹泻作用的药剂，这是可以将肠道内的病原菌驱除出肠道的方剂，也是一种"腹泻时使用泻法治疗"的方法。这是根据汉方中尽早排除导致腹泻的原因而"止住腹泻"的理念，达到自然止泻的作用机制。解释这个方法，似乎可以用"哥伦布立鸡蛋"的道理说明。我想在道理上是相通的，这也是在使用汉方药时需要进行独特的思考。

偶遇古老的《伤寒论》

在富山医院实习指定的教科书，是在日本被称为经典的著作《伤寒论》，由中国医生张仲景所著。

这部著作诞生于东汉末年。"伤寒"即急性热性疾病的一大类。《伤寒论》是时任地方官的张仲景针对当时正在大流行的伤寒病，进行紧急治疗时编写的指导手册。

我实习的时候，在一次"抄读会"上，偶尔读到了关于"栀子豉汤"方剂组成的文章。

"发汗、呕吐、腹泻以及热郁胸膈、不寐，症见身热心烦，虚烦不得眠，或心中懊憹，反复颠倒，或心中窒。这时适用'栀子豉汤'"。

《伤寒论》是治疗疾病的一部经典著作,但是记载的相当简单。伤寒病会有各种各样的症状表现，还应有相关的知识列表。关于什么是"伤寒"，伤寒的病因以及病理病态也几乎没有记载。这时我记起来大学教授所讲的，对于一种疾病要善于沿其线索，细细地挖掘下去才能积累知识的教诲，尤其是作为初学汉方的我，如果了解的只是一知半解是决然不会成功的。于是我完全慌乱了，是不是其他的初学者也和我一样简单地浅尝辄止了呢？

那么为什么不问病理病态的治疗还有效果呢？

在西方医学，我们首先看见的就是"疾病""疾患"这样的字眼，就像"吹尽狂沙始到金"一样，将世界上的疾病种类一一穷尽。但是《伤寒论》却将疾病理解成身体。

如同我们所了解的流行性感冒病毒与溶血性链球菌一样，病原体从上呼吸道侵入人体，引起发热，出现头痛、咽痛和倦怠感等一系列的症状。身体一开始出现流涕、咳嗽咳痰的症状，试图要将病原体赶出体内。直到消灭病原体的抗体细胞开始聚集、围歼，才会将病原体消灭。大体上都是这样的一个过程。这个过程不论是什么样的病原体，抗体都是由蛋白质组成。

在这次抄读会上，讲师先生讲了令我印象非常深刻的病例：一名过去在医疗部门陷入了暗恋苦恼的医师，由于心情苦闷而寝

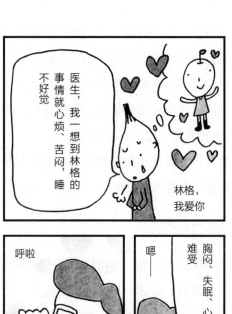

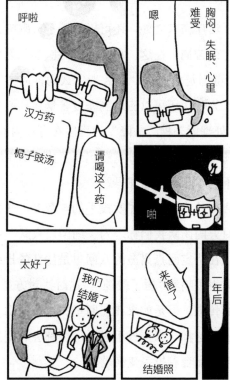

食难安。而他在服用了"栀子豉汤"后，勇敢地向那位姑娘告白，最后赢得了姑娘的芳心而成功结婚的"治疗经验谈"。

这样的现身说法式又非常有意思的病例，使我茅塞顿开，原来《伤寒论》不是读懂而是应用的学说。也就是说，应用于"热郁胸膈而不寐""辗转反复不眠"非常有效。

那么，恋爱的苦恼与急性热性病的伤寒到底是怎样的关系？恋爱的苦与热郁胸膈有怎样的差别？

细菌巨人队与压力老虎队

栀子豉汤除了治疗伤寒之外，还可以应用于失眠症、呼吸困难、胃石症以及恋爱苦恼。在这一点上，汉方医学称之为"异病同治"。细菌和病毒都是病原体，那么为什么同样的方剂可以治疗不同的疾病呢？为什么还可以应用到恋爱苦恼这样心身压力的疾病？基本上说，处理同一种"故障"的程序在身体内的"动作"时，会发现偶尔使用同样的方剂时竟然起到了协同的作用。

棒球的比赛不也是这样的道理吗？

在迎接两点离垒的八回里，先发投手的球数多，守护神救援投手就出场了。对方的团队我们称之为"细菌巨人队"也好，"压力老虎队"也好，在决定两点离垒的八回里是团队的投手。阶梯式看台的后援团大声领唱着"栀子豉汤"。这时，"对方是'细菌'"的旋律便被后援团传唱。但是如果在三回里失点多的话，就会有替补的队员替换上。这样一来，投手以后次次都会有变化。这时候的后援团也不得不配合着投手变换歌曲。

由于对方是细菌巨人队，那么从第一回到第九回都唱着"抗生素进行曲"的肯定是西方医学的后援团；而我们伤寒论后援团配合着站在投手踏板上的投手依次变换着歌曲。这就是"同病异治"。

在富山医科药科大学占据和汉诊疗学讲座头把交椅的寺泽捷年利用地球仪讲解了"异病同治"和"同病异治"。

他将纵的经线把疾病分类，而将汉方药的适应证（证）以横的纬线标注。一旦找到一个病，就可以找出各种各样适应证的汉方药；而一个汉方药又可以找出适应各种症（证）的疾病。

《伤寒论》是汉方的"海图"，可以说世界上的所有疾病都可以医治。也许这就是寺泽捷年先生胸怀大志地以地球仪为例的原因。

这样适应性广阔的《伤寒论》称之为汉方教科书的"天花板"毫不为过。如此详细地记载了各种知识的教科书，却不会束缚后世的医师自由发挥想象。"栀子豉汤"就是这样具有相当的适应性。实际上"五苓散""麦门冬汤"也是记载于《伤寒论》里的方剂，应用于治疗腹水、咳嗽等各种各样的疾病。

在日本，《伤寒论》就像经典教科书，但是面对这样一本教科书，"读懂"比"会用"更重要。对我来说，这真是一个知识点的冲击。

在西方医学不允许"不讨论病理病因只是进行治疗"。但是《伤寒论》却是一部不起病名、不问病因的教科书。这是与西方医学相比具有最大的魅力所在。

我就是这样知道了世界上居然存在着一个与西方医学完全不同的医学体系。但是，实际上《伤寒论》的汉方医学并不完全等同于东方医学，因为东方医学还有自己的理论和立场。这是我很久后才明白的道理。为此，我专门写了一章来进行论述。

先以西医为师

富山的老师，反复地对当时作为学生学习的我讲，应当首先把西方医学当成师父，当成敲门砖。那时我刚刚毕业于医学部，在这家说是全日本西方医学最高级的医院就职了。于是，暂时与汉方分别了。

有一天，一名高龄的男性患者原因不明，突发高热入院。检查结果是全身的血管发生了炎症，便用抗生素药物治疗，幸运地是很快退热了。正当大家瞬时间放下心的时候，三天后这名患者又突然出现了急性腹痛。

我向上级医师询问处理意见时，他们也都是歪着头，一筹莫展。我大胆地想："这次让汉方上场吧。"

于是我开出了"小建中汤"，这是应用于过敏性肠道症候群的方剂。但是当天半夜时分，这名患者的腹痛更加剧烈，还出现了血压下降、面色苍白的休克状态。当时就给他做了 CT，原来是发生炎症的血管在胰腺内破溃，引起出血，造成了血肿。这才明白这名患者的腹痛是破裂血管的胰腺出血造成的。

我知道我的无能，也痛感汉方的无力回天。这名患者不幸于两个月后去世。至今我还在回忆这个病例，我想如果这名患者在入院后早点使用消炎药的话也许能够救过来的。

直到后来我才知道，当我在感叹汉方无能的时候，实际是我的汉方医术还远远不够。

在江户时代后期一名叫做山本鹿洲的汉方医，在其著作《橘黄医谈》[①]中记载，他曾经接诊一名 45 岁的男性，但是患者的双手脉搏很难触及，后来山本鹿洲在患者的上臂和颈动脉处才摸到了脉搏的跳动。这名患者逐渐消瘦，于 11 年后去世。现在从已有的知识可以认为这是"大动脉炎症候群"的病例。在许多年之后，一名叫做高安右人的医师，根据西方医学的技术，比较详细地介绍了"大动脉炎症候群"，因而将这种疾病又称之为"高安动脉炎"。

这种令经验丰富的汉方医苦恼的疾病，如果是现代医学并且有条件的话，还是有机会治愈的。"大动脉炎症候群"是由于自身免疫而导致的血管炎症，使用免疫抑制剂极有可能治愈。

对于汉方来说最不擅长的不只是重症的自身免疫疾病，恶性肿瘤也是其中一种。但现代医学只要条件允许，就可以治疗。正因如此，华冈青洲才勇敢地实施了世界第一例全身麻醉下进行的乳腺癌切除术。

我的汉方师父化轮寿彦[②]说过："就算是癌症不严重，只要服用汉方药，多数也可以获得一段时间的症状缓解。为此，必须要注意观察，争取早期发现、早期得到治疗。"

花轮寿彦还劝慰我，为了了解汉方的适应与不适应使用的界限，就有必要利用数年的时间以西方医学为师，全般学习。这一点让我至今心存感激。

我和其他的医师一样，从研修西方医学开始，但是相反却对

---

① 译者注：橘黄，比黄色略深如橘皮般的颜色。指医者闲休之时。

② 译者注：花轮寿彦是日本汉方医，其学说主要是构筑在中国的"易水学派"和"错简重订学派"的基础上。

具有悠久历史的伟大的汉方医深感敬佩。他们并没有满足于对中国医学庞大深奥的传统和知识的堆积，而是记述新的发现与知识，果断地向新技术挑战。

不少的人在征寻对现代医学不信任的实例，过多地期望汉方与替代医疗技术的出现。如果换成山本鹿洲和华冈青洲，也一定会这样做。

"如果不进行手术，大动脉炎就会恶化，眼睁睁看却无能为力，多么遗憾！"

"你以为我是为什么牺牲母亲或妻子才发明的麻醉方法呢？"

如果回归到自然或天然的汉方的历史时代，那就只能默默地接受被疾病折磨而人们什么也做不了。所以今天才要完成医疗的高度发展。然而现代医学也并不是万能的，但也不可能全部都回归到过去汉方的历史时代。我认为虚心坦然地接受这样现实的想法是非常重要的。

4 现代医学与汉方的碰撞

从地毯式轰炸到定向轰炸

当我成了医师之后，正是迎来了对自身免疫性疾病，尤其是类风湿关节炎治疗方法大转变的时期。以往使用的治疗类风湿的药物很多，但是在不了解使用这些药疗效和作用的情况下开始使用的。

例如，从药理学上讲，副肾皮质类固醇能减轻肝脏不好者和孕妇的类风湿关节炎的症状。但是在肝功能不全和处于妊娠状态者的血液检验结果中，发现了新增加的不明物质。这个研究是在20世纪40年代进行的，正是对于类风湿的免疫异常发生的症状不能解释的时期。

另外，针对类风湿使用的沙拉唑磺胺吡啶类抗生素，始于20世纪40年代，当时认为"类风湿菌的病原体导致的类风湿，使用沙拉唑磺胺吡啶可以改善类风湿症状"。现在虽然还在使用沙拉唑磺胺吡啶，但是已经否认了类风湿是由类风湿病原体引发的，也并不存在类风湿菌。学者们提出了"引起炎症的是类似细胞因子的一种物质，抑制其细胞因子对治疗类风湿有效"的新解释。

进入 21 世纪后，对类风湿的免疫异常机制更加明确。而且也明白了要针对特定的细胞因子进行抑制的治疗方法。由于生物技术的进步，可以针对细胞因子的抗体进行工业化生产，于是产生了有效的药物。

对副肾皮质类固醇的免疫活动进行全面抑制的药，可以说是"地毯式轰炸"的药，盲目使用会导致骨质疏松或肌肉萎缩，具有造成"二次伤害"的危险。此外，21 世纪出现了新型的抗体药物，可以将细胞因子定点抑制，还可以对被免疫的部分达到强力抑制的作用，对机体的其他部分不会产生不良反应。

针对这样的免疫机制，可以避免"地毯式轰炸"治疗而造成的"二次伤害"。在过去使用"地毯式轰炸"治疗后，10 年内有半数患者发生卧床不能起的恶果。现在通过 X 线可以发现，仅仅是骨骼变形而已。然而当今时代，如果进行正规的"定向轰炸"治疗，就避免了采用"地毯式轰炸"治疗造成"二次伤害"的可能。

这是"正义的战争"吗

定向轰炸还存在几个问题。一个是被新的抗体免疫抑制药抑制的部分，实际上还负担着清除特殊病菌的作用。

特殊病菌其中一个就是结核杆菌。

结核杆菌是个"油盐不进"的家伙。它会在病变部位修筑一层荚膜，而这层荚膜对结核分枝杆菌有一定的保护作用，也就是说，结核杆菌是以"封闭筑窝"的策略对付抗体的。结核杆菌是以里面"结成核"并且在外围高筑墙保护自己，但是遇上了定向轰炸的方式则抵挡不住了。这样一来，结核杆菌就无法利用它的荚膜（即防卫高墙）肆意妄为了。

另一个问题是最新的生物工程产品的价格高得没谱。

由于这是制药公司利润极高的产品。原来最早是治疗风湿病的药，后来他们发现这个药对自身免疫性疾病也有效果，渐渐地扩大了使用范围。这个药在开发之初是用于重症风湿病，而最近被宣传"最好早期使用""在轻症时使用更好"。由于发现了这种药的新作用，便有人提出"开发这么多种类的抗体免疫抑制药还有必要吗"，而且不断开发新药，也将加重国民的医疗费用的负担。

军工复合体在世界性的范围内不断引发着内战，于是我便联想到军火当中非常时髦、非常大卖的新装置，即"定点式轰炸"装置。在当前战争不断的世界环境里，军工复合体为了提高军火的销售，宣传自己是为了"正义的战争"而采用新式的战争观点和装置，获得军事介入的口实……我从这个观点中学会了这样的理念，并且应用到治疗的筹划制定的指标，顺利达到了治疗目的，被称之为是"正确的治疗"。也许只有我意识到背后巨大的制药企业的影子吧。

特别是"这种高额的治疗费用到底可以维持多久"，也是问题之一。

现代免疫学，解释了出现风湿炎症的关节中到底产生了哪些变化。但是免疫会对自身的组织进行攻击的原因及在什么样的情况下会激发这种攻击，目前我们还没有充足的知识，不能明确地解释。姑且不论定点式轰炸能否制止战争，所以就不会明白"什么时候停止轰炸"。

说句不好听的话，将定点式轰炸比喻成治疗疾病的事例是有些离题，但还没有听说过所有自身免疫疾病都被开发出了定点式轰炸的作用机制，不过回归到地毯式轰炸的治疗恐怕是不可能的。

其中不少患者对于没有开发出适合的治疗药物的原因，认为是制药企业没有赞助医药开发界的研究。但是医师们日常诊疗恰恰是忙于患者的治疗而难以有时间参加学习研究会的，就像发生在荒漠之中或资源贫乏地域的内战一样，都会被国际社会忽视和忘记。与当前的这个状态十分相似吧。

汉方不破不立

我曾经求教过许多专家，在学习治疗自身免疫性疾病的过程中是这样考虑的，汉方在治疗方面，是不能与定点式轰炸的命中精度和攻击力相匹配的，而且也不是汉方的目标。甚至可以说，与以定点式轰炸治疗疾病的现代医学相比，使用汉方的治疗方法似乎有点落伍了。

这就是我的看法。

最初针对"为什么免疫会攻击自己的身体"问题的免疫学，还无法给予明确的回答，其中包含了许多的因素，且各种因素相互影响、相互作用。某一个病例可以通过遗传因素解释明白，但是别的病例可能由于某种感染诱发，还有病例很明确地是特殊的环境因素造成的。更多的病例是与包括上述各种各样因素有着紧密的联系。作为总论，就算可以概括自身免疫的原因，但对个别的病例还是"并不十分清楚"。

那么，使用汉方药会出现怎样的情形呢？

汉方药并不是以病患为计算单位，而是"千人千方"，也就是说要考虑具体的每个人的不同情况而定。首先问诊，然后观察舌苔、诊脉、触摸腹部，再综合判断患者是怎样失去了理想的、健康的状态而导致机体的平衡失调，最后以"证"的形式回答出来。

所谓"证"是汉方的用语，是指适应某个方剂的语言。在英语里说成"indication"。例如，"小建中汤"的适应证叫做"小建中汤证"，"葛根汤"的适应证叫做"葛根汤证"。

西药的适应证，是对应疾病的原因。例如，抗生素的适应证是细菌引起的感染症；抗癌药的适应证是异常增殖的细胞引起的疾病（癌症）。对此，汉方的适应证也就是"证"，决定于疾病的原因，以及机体对此产生各种的反应。也就是说，在更多的场合下，机体反应的主要形式就是"证"。特别是日本的汉方，如前所述，是以《伤寒论》为轴，独自发展起来的医学，以不问疾病的原因为其独特形式而著称。

即使出现机体反应，也无须特殊检查，仅谨慎地采用问诊、观察全身状态所见就可以对症下药。例如，患者的手掌出汗、腹部有压痛，这些机体表面的现象。凭借这些表现，汉方就可以判断患者是怎样失去了自然的平衡，于是便可以采用汉方药、针灸等修正机体对于健康的丧失、机体的失衡状态来调整到最佳的状态。这就是汉方的做法。

于是我便期待着，如果可以细腻地导入到不是以疾病为计算单位而是以个体差别为计算单位的医疗方式，再加上对免疫的活动不采取轰炸的方式清除，也许会"最终解决"现代医学的难题吧。

但是这样一来，"汉方的普遍化就困难了"。针对某位类风湿关节炎患者进行治疗的时候，就无法保证其相邻的类风湿患者的疗效。尽管患者所患的疾病在西方医学的诊断名词是一样的，但是从汉方医学看来，常被认为是从理想的健康状态"脱离和失去平衡"完全不一样的。

这是我根据自己对治疗类风湿关节炎的经验举例，再进一步地解释一下吧。

汉方治病如救国

先说一位膝关节变形进展很严重的年轻女性。教科书记载风湿病要使用"大防风汤"，并且注明了此药会对胃引起不良的症状反应。因此，需再加上"四君子汤"治疗胃病的汉方药，才可以使风湿病更快地痊愈。

下一个是手指和手腕已经变形的中年女性的病例。她服"大防风汤"没效果，但是在一次就诊时听说她在很久以前一直被副鼻窦炎折磨，非常苦恼。于是我就给她开了普仑司特。后来她的检查指数（MMP-3 是评价治疗效果的）居然有了很大改善。

"四君子汤"可以治疗胃肠道的疾患，也可以用于治疗风湿病。普仑司特是治疗鼻炎、鼻窦炎的西药。这就证实我在前面讲过的"异病同治"的汉方药与西洋药的方法。

可是像这样的经验是不可以简单地妄下结论的，因为没有普遍化的意义。例如，"四君子汤是可以治疗风湿病的！""普仑司特治好了风湿病！"这些药并不是直接对风湿病有效，而是改善了全身的状况，对风湿病的病状给予"好了"而已。只能说这些药对这几位风湿病的患者属于"特例"印象。

因此，在教科书上也就有了"大防风汤对风湿病有效"的记载。实际上，是由于"大防风汤"对改善患者的全身状况有效，这样的说法也许更为准确吧。反过来说，如果这些药对患者的胃肠道有不好的反应，那也就不会出现患者服药后风湿病有好转的现象。因此，我认为"四君子汤"和普仑司特对风湿病来说是"同病异治"的药。也许这样一来我会得到患者的赞许，但是"汉方治疗风湿病有效"的意见碰上了"同病异治"的壁垒，却没有被当时的医学科学界认定为普遍真理。

我们再将这一过程，比喻成一个国家的内战。

A国的内战是由于贫困及与大国的利益对立而发生；B国的内战是由于民族与宗教的对立及周边国家的难民涌入而发生。如果是西方医学来解决的话，对A和B无论哪一方的内战都采用定点轰炸、部分地点采用地毯式轰炸的交替方式，让军事冲突平息下来。对于轰炸以后的荒芜状态再建事宜，则以后再说。

对此，汉方医学的解决之道是：对A国采用经济支持和外交努力的方法；而对B国采用对话协商方式缓和民族与宗教间关系，并且努力提高教育水平、控制人口无序生长的方式解决。也就是说，采用的时间不要激进，要缓慢、也不要过于张扬的、实实在地努力。当内战发生剧烈的时候，还没有立即使其停止的力量或能力。

对于真正地终止内战，是汉方医学的解决之道有效，还是采取激进的、暴力的、迅速地以暴制暴的方式更为有效呢？

如果推荐采用强忍、看上去并不是那么一清二楚有效的方式解决的话，就会出现"地毯式轰炸在表面上看平息了战乱，但是在这块地域留下了怨恨，反过来使地域纠纷陷入了泥潭化和永久化"；还是出现"在民生部门的支援和地区人们自发地纷纷加入推动恢复和平的运动"？我认为这个结论再清楚不过了。

在花轮先生的教室里，有一句"证的科学阐明"座右铭。但是，就像我刚才所说的，导入汉方的科学性无论如何都是具有普遍意义的。

我在给我的实验动物服用了汉方药后抽取了它的血清，然后在培养皿培养细胞，并没有得出"汉方药比西洋医药更有效的"结论数据。但在临床上，患者用药后的实际感受并不是动物实验的再现。

我对患者进行了各种诊察，为其开具了我认为最适合的汉方；而给动物使用的却是同一种汉方药，用在了临床上也是具有效果的。

"证的科学阐明"座右铭，给我了极大的压力与重荷。

平息战争的方法

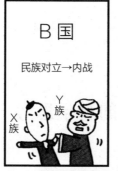

B 国

民族对立→内战

X 族 Y 族

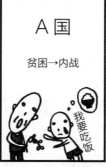

A 国

贫困→内战

我要吃饭

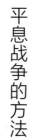
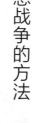

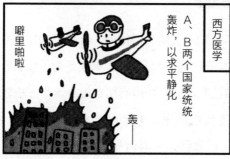

西方医学

A、B 两个国家统统轰炸，以求平静化

噼里啪啦

轰——

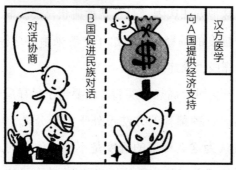

汉方医学

向A国提供经济支持

B国促进民族对话

对话协商

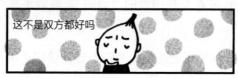

这不是双方都好吗

5 对于汉方的科学思考

避免唯汉方至上

花轮先生挂出的"证的科学阐明"这条纲领性座右铭，到底是什么意图呢？说明汉方的"科学性"到底是为了什么？这是推广没有疗效的治疗方法和可能会妨碍真切有效的治疗方法普及吗？

在西洋的替代疗法里，有顺势疗法的治疗法体系。这是18世纪末德国的医师塞缪尔·哈内曼构思的治疗方法。我探查了一下顺势疗法，这种方法认为"对于某种症状，要获取引发这种症状的物质给予极度的稀释后，再给予患者来治疗这种症状"。顺势疗法也被翻译成"同症疗法"。

例如，对于会引起高热的疾病，就要给予稀释后的、可以引起发热的物质。这种稀释的方法不外乎是千分之一或万分之一的单位。而我认为这么稀薄的程度是不应有作用的。按照均匀性的说法，会残留着发热物质的"痕迹"，获取了这些也会出现效果的。

当发热的时候使用退热药、腹泻的时候使用止泻药，都是现代医学的对症疗法，即"逆症疗法"，是会受到追捧"顺势疗法"

的人士批评的。

汉方在治疗流感的时候使用的"葛根汤"或"麻黄汤"令身体发热时，体温的上升会产生杀灭病菌的作用；治疗细菌性痢疾开具了止泻的"大黄甘草汤"时，治疗腹泻会起到将病菌逐出肠外的作用，促进身体的"自然"康复。因而，从汉方的立场来看，非常轻易地成了"逆症疗法"的批评对象。

在机体高热时，汉方不建议过度饮食，若出现因为便秘导致的意识浑浊的阶段，宜使用芒硝或石膏类的降温生药；如果腹泻严重，出现体温下降、血压也开始下降的阶段，宜使用"四逆汤"类温暖腹部、止住腹泻的汉方药剂。

也就是说，不可以认为，汉方药对病原体引起的生物体防卫反应就是无条件有益的东西。如果根据实例证明是无用的，或者是为了排除病原体而发生了显著的非有效反应，甚至可能会极大地损伤身体，就应当探索一下，是否采用逆症疗法的医疗战略。

附带地说明一下，在汉方用语当中就有"逆症（证）"一说。这就是发生在与疾病有关的情况下，身体的解决故障系统在运行，而症状却不断恶化。这一点不是现代医学所说的治疗方法错误的意思。这就是西方医学与东方医学的区别。

根据顺势疗法的生物体反应有益说，对现代医学的批判是非常彻底的，这是源于具有反对疫苗运动思想背景的。例如，孩子患麻疹出现发热和出疹子，实际上是身体要将毒素排出体外的"排毒反应"。反对疫苗运动的人认为打了疫苗就剥夺了身体出现这种反应的机会，从而对孩子不利。极端的一个例子就是"麻疹社团"的组织。他们得知有孩子患上了麻疹后，特意带上自己的孩子去患者的家中进行接触感染。据说像这样的顺势疗法信奉者人数还很多。

2009 年，在山口县发生了顺势疗法信奉者的助产师对一名婴儿（0—1 岁）没有给必要的维生素，而是给了顺势疗法制剂。结果，这名婴儿颅内出血导致死亡。以此事件为契机，日本的学术会议发表了否定顺势疗法的声明。

日本的汉方专家大多被这个事件所牵连，出现一致认为"汉方不能与此事件同等认识"。正如前文所述，一直在富山医院关照我研修的指导老师以及花轮先生，都建议我"首先要好好地学习西方医学"，并且一再强调"比起汉方来说，西方医学优点很多，一定要看明白这一点"。

这一说法绝对不是否定汉方，实践证明这也是有益于患者的一种治疗方法。以西方医学为中心的现代医疗，特别是对顺势疗法等各种各样的医学体系，都做过了公平的评价。我认为这才是科学的态度。

适用医保的生死问题

我将寻求对汉方的科学验证的理由阐述一下。但是寻求科学性迫在眉睫的原因就是适用保险的问题。

通常，一种新药研发成功要获得商业保险之前，首先要进行临床试验，让参加测试者使用新药，收集测试新药的有效性和安全性的数据。于是厚生劳动省提出了必须接受专家审核的长长的、费事的手续。实际上，日本汉方药到 1976 年才通过了承认适用保险的条款。这个决定是"二战"后常年对医疗行政具有很大影响力的日本医师会会长武见太郎的强力推动下才通过的，在当时属于超出法律的特例。

武见太郎年轻时候曾经是文学家幸田露伴的主治医生，从幸田露伴处学到了许多的汉方医学知识。并又结交了当时昭和汉方大家大塚敬节①。一次武见太郎的腿痛，大塚敬节便给他开具了处方，武见太郎服用"八味地黄丸"后非常有效，增强了他对汉方的敬畏之心。在晚年武见太郎的极力主张下，在北里大学设立了东方医学综合研究所，首任所长就是大塚敬节。

但是，日本医师会武见太郎于 1983 年去世，日本汉方便失去了力挺之盾，好不容易获得的日本健康保险承认一事就要被收回。这也是在日本社会伴随着少子化、低生育率而又高龄化的背景下，社会保障费用的急剧增加，财政官员们要极力抑制医疗费用增长的意识成了主导。同时缺乏科学数据而无法适用保险问题的汉方药，成了消减费用的重要目标。

现在治疗适应保险的标准，在日本也一直是严格执行。如果是进行了在保险以外的治疗，则会向医生索赔治疗费，严重时甚至会被保险公司起诉。

日本在此之前，也出现了公立的健康保险业之外的民间保险业。也许汉方药适用现行的民间保险。2010 年汉方从公立的健康保险剔除之后，一时间全国各地的反对者纷纷签名。当时不仅有赖于来自患者的声音，而且对于汉方有效性与安全性的证明的科学数据也出现了，政府和保险公司没有继续运作，汉

---

① 译者注：大塚敬节（1900—1980 年），日本汉方大家，生于高知县一个汉方医世家，祖父大塚恭斋、父亲大塚惠迪均从事医疗。

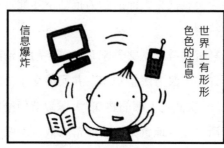

公平之眼

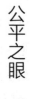

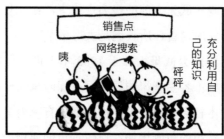

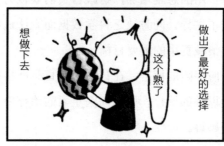

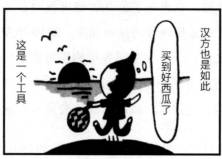

方专家们也的确感受到了不能继续提供汉方治疗的低廉性的危机感。

这就是在花轮先生的研究室进行的"证的科学阐明"中心课题产生的背景。

"传统的"中医与"科学的"汉方

"科学的"说法到底是怎样定义的呢？

我们可以查一下《广辞苑》，对于科学的定义是："以世界与现象的一部分为对象领域，能够对经验进行论证的系统性的合理认识"。但是说的还是不太明白。"合理的认识"，头脑清晰的人认真地考虑的话，就应当是"科学的"。

实际上"科学"是在明治时代出现的语言。英语中的"science"，来源于拉丁语"scientia"。德语中的"wissenschaft"是德语动词"wissen"的名词形式，意思是"科学就是知识"。

明治时代前虽然没有"科学"一词，但并不是人们不愿意"了解"。例如，身体里发生了什么、发生了疾病会是什么样子，为了了解这些，江户时代的医学家们不断地积累研究的成果。下面的两张解剖图，就可以明白这些事情。

这是明治以前所画的图，图1是中国明代的医书，图2是日本幕府末期的记录。

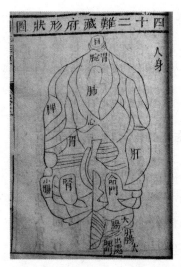

图 1　张世贤"八十一难经辨真"（明代），红叶山文库旧藏 / 现日本国立公文书馆藏

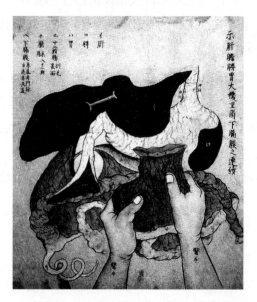

图 2　大矢尚斋"妇人内景并胞衣之图"，日本大学医学部图书馆藏

从这两张图来看，有着相当的不同。图2接近写实，连细小的部位都进行了描绘，给人以很科学的印象；而图1肝脏和脾脏的位置不对；肺脏在近代的解剖学里是右侧为三个肺叶、左侧为两个肺叶，但这张图里肺被分成了许多部分。

如果采纳这张图的话，就会将误导了我的医学史，想必当时也误导了多少学医者啊！

当我作为研修医轮转到外科的时候，上级的带教医师就指导我画手术记录时必要的示意图。如果有画得不好就会被上级医师训斥，但意外的是，因为我在研修医里画得特别好而被医院所注意了。

上级的带教医师讲："手术的示意图不需要具备艺术的知识，也没有这样要求。"也就是说，将图中各个脏器的位置关系、病变部位的性状和大小、采取什么样的手术方式等，画的一目了然能够说明就可以了。

图2中鲜血淋淋的样子，将阴影的部分浮现出来的真实画面就没有必要了，"把重要的部位画出来就行了"。

反过来说，看着示意图所描绘的就可以知道手术中哪里是重要的部分。特别是如果在手术中全神贯注的状态下，有了这样模范的手术记录示意图，就完全可以转换成语言进行指导。例如，手术中需要说明"十二指肠的下段与水平段相同。从牵引韧带算起是多少厘米……"这样的话，文字表述很长。如果插入了进行辅助的示意图，就会一目了然。

《广辞苑》说，如果科学即是合理的认识，这样的解剖图既"缺乏写实性"也"缺乏艺术性"。那么图1肯定"不是科学的"。但是我们不能不问问，图1到底是不是科学的呢？

江户时代的医师，批评图1所展示的对机体的认识。在右侧写着"肾"，而在左侧写着"命门"。腹部像蚕豆一样的脏器，被当时（江户时代）的医师伏屋素狄明确说明，这是制造尿液的脏器。

再看一下图3。图中是使用了猪的肾脏，从该肾脏的肾动脉注入墨汁，而发现从输尿管里排出了淡淡的黑色液体。这个实验的结果，暗示了肾脏是将血液里的废物滤过之后产生了尿液。而且他肯定是做了左右肾的实验产生了同样的结果。

实验证明，腹中左右两个蚕豆型的脏器被看成是"肾"和"命门"两个不一样的脏器，而这正是被江户时代的医师所批判的。他们笑着说："我们被中国人3000年的传统医学所束缚，从而产生了先入之见而没有自由，所以犯了错误。"

不能看到没有先入之见的物品

江户时代的医师对中国医学批评最多的是通过黑船事件以前的事情，与明治维新和文明开化没有关系。对这样的议论的展开，江户时代的医师应当已经大书特书了。他们所说的"先见之明"与科学性，在当时也得到了很高的评价。

只说一点，如果从先见之明来看的话，完全自由的看法应当是可能的。对于江户时代的医师们来说，他们也不是有先见之明。即使前述《广辞苑》定义所说的"经验论证可能……合理的认识"及"以认真的头脑来看也不是先见之明"而也有过于简单考虑的地方。但我们作为现代的临床医学家，对判断是不是"先见之明"

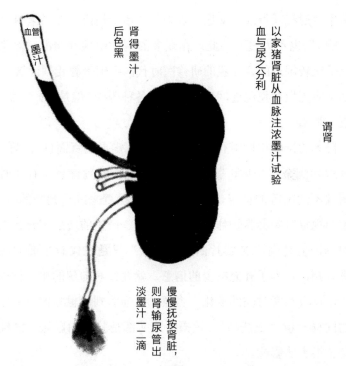

以家猪肾脏从血脉注浓墨汁试验
血与尿之分利

肾得墨汁
后色色黑

血管 墨汁

谓肾

慢慢抚按肾脏，
则肾输尿管出
淡墨汁二三滴

图3 大矢尚斋"妇人内景并胞衣之图"，日本大学医学部图书馆藏

或偏见常常也会感到困难。

有一位患者主诉"咳嗽非常严重，无法止住"前来就诊。他拍了胸部 X 线片，发现在右肺有肿瘤阴影。我对患者讲解应针对阴影密度再做精细检查。但是他答复"三个月前做过检查，但是医师什么也没有说"，而且 X 线检查结果也是"正常"。如果仔细观察后可以发现很小的阴影，我们在临床上也有过这种判断意外的经验。

也许是医生对单纯判读 X 线片的能力不成熟的原因。X 线片

是采用放射线获得的，从这一点来看的话，判读 X 线片者称之为
"影法师"也不为过。因此，在众多的判读中做到精准、丝毫不
善也是比较困难的。在我的研修医时代，手把手教我判读 X 线片
的郡义明先生对我说过，"X 线检查有各种各样，但是都始于胸部，
结束于胸部"。

日本的诗歌川柳中有一句叫做"看到幽灵的真面目"。与"吹
尽狂沙始到金"类同，就是说作为 X 线片的判读者，有些时候
因图像不清晰等的情况，必须追加其他检查来综合判断的时候。
一般的视觉判断会将物体的色泽、光泽、产生的质感综合起来进
行解释，但是判读 X 线片的"影法师"只是在仅有平面的图像
上进行判读。为了补充缺少的信息，就要针对肺部的参照物进行
对比，还有参考时间的变化。当然，医师的判读也与他过去经历
过的同样一位"影法师"，拍摄情形（都是肺部的影像）的经验
受到了很大的影响。

我们再回到那位咳嗽患者的事情。

为了解释上次检查身体时"没有症状"和"上次的 X 线片
未见异常"，同时要对患者解释：如果肺部上出现非常小（小于
正常值）的异常影像而没有报告异常，也是极有可能的。但是这
次的 X 线片，对"三个月后出现咳嗽症状"和"这次在右肺上
发现肿瘤阴影"的信息重新进行了解释，判读者就会有"先见
之明"的理念，看了 X 线片就会说，"也许那时有很小肿瘤的
萌影了"；尽管现在也是很小的肿瘤阴影，判读者也会说"啊，
果然有啊"。

对我们医师来讲，这样的事情过去不是没有。上级医师告诫

我们，在病历上记载 X 线片所见未看到异常的结论时，不要写"没有异常"而一定要写"未见异常"。日本有一句著名的谚语，叫做"后医是名医"，意思是说后来接诊的医师可以根据患者的病情演变轻松地从前面一位经治医师的治疗方案里发现漏洞，从而成功治疗患者。这就是说，在现实阶段常常会有认识的局限性。这句谚语就是告诫我们"谦虚使人进步"。

先见之明和对目前条件所限产生对事物认识的局限性事例，并不限于对 X 线片的判读和现代的医学领域。

有一位汉方老者也是一位大家，在问诊的阶段确信"这是肝的异常"。在汉方里，肝的异常也会在肋缘下方出现压痛点。于是他开始进行腹部触诊。但是当他触及肋缘处时，患者并没有诉说有疼痛感。于是这位汉方大家逐渐增加了手指的力量。直到患者诉说"痛痛痛"。这已经成为当时的笑谈。

当然，这是极端的例子。即使对中国医学（中医）痛加批判的日本汉方医师们，也不常是以先见之明的理念进行诊疗、研究吗？我认为这是毫无道理的。明代的解剖图（图 1）是迄今为止对中国医学（中医）理论与概念的描述，而同时代的日本医师们便说"在解剖图上看到的是与实物是不同的"，也许他们只认"眼见为实"的东西。如果有了验证新的先见之明的证据，也许他们就承认非眼见为实的东西是正确的。

迄今为止，日本汉方界出现了许多各种各样的先见之明的概念，如对于身体功能的理解方式、认识组合都发生了很大的变化，那么最终还会坚持对具有 3000 年历史的中国医学（中医）的传统进行批判吗？

"反证可能性"

中国医学（中医）具有悠久的历史传统的"先见之明"，还是日本汉方的实验和观察相加持产生的新的"先见之明"，从哪个角度来看不都是科学的吗？两个不同的理论和认识进行组合的时候，决定"哪个是科学的"的基础理论到底是什么呢？

关于这个问题，奥地利的哲学家卡尔·波普尔认为，"反证可能性"是科学的，但是要有条件的。这是什么意思呢？如果是"反证不可能"，也就是说，"经常认为是真的东西"不一定就是科学的。

卡尔·波普尔还列举了阿德勒心理学和马克思经济学，将此作为"不是科学的"的例证。

阿德勒心理学认为，人类的行为全部源自于性冲动及其压抑。他的一名学生反驳"有些事例无法用性冲动及其压抑进行解释的"，这位心理学教授气势凌厉地斥责道，"这是因为你的意识被压抑了。"另外，马克思经济学将人类历史的一切解释为阶级斗争时，有学生质疑，"有没有不用阶级斗争来说明的事例？"这位教授呵道，"这是由于你的认识已经被阶级意识束缚住了。"无论如何，由于反论的存在、自体被否定，反证的原理就成了不可能的。

如果遵从卡尔·波普尔的意见，刚才我说过的那位汉方大家对患者进行的腹部诊断，就成了"不科学"的。再者，中国医学（中医）3000年的传统背景，就与此形成了矛盾的学说。如果不完全地将传统理论进行重新编写，也成了"非科学的"。

"科学"其实漏洞百出

因为可以被反证的是科学的，当然是不会存在的。被反证的学说便必须退缩说"肯定存在，重新再来……"。

卡尔·波普尔的学说是不破坏反证具有许多弱点的学说。这样的理论便是科学的。如果现在有不破坏且具有许多弱点的学说，就是所谓的卡尔·波普尔的科学学说。

听起来弱点很多的科学为什么成了反论，或者说为什么会增加那么多的弱点呢？结果成了等同于废品的反证。这些都是无法说得清楚的。根据其依据做出果然的判断，以及关于未来的事情，经过仔细思考后再给予详细的预言，可以认为是更接近"科学的"的弱点。

这种说法变换一下，就是"信息量极多"。有一句话说"沉默是金，雄辩是银"，然而沉默并不是不进行反证。如果有许多的话说出来就等于是缺点，那么接受反证的机会就很多了。如果不想被反证的话，就最好保持沉默，而想论证科学的话就寻求雄辩。

我再一次举 X 线片的事例。

"这张 X 线片也许是正常的，也许是异常的。"这样说的话，虽然不是反证，但是这样的意见是毫无帮助的。

如果说"这张片子是正常的"或"这个地方有小阴影"的话，就会被说成是不具备科学的资格；而如果进一步说"这个小阴影是癌"的话，就容易接受信息量多的反证了。为了科学地判读 X 线片，就要不断增加信息量，必须努力忍耐更多的反证的实验。

有一位放射科的医师，将一具遗体进行放射线拍照，随后又与解剖的照片进行对照。这是一项反复的艰基工作。另外，他对一名拍摄了 X 线片的患者随后要进行手术的时候，一定要求到手术室的现场进一步观察与验证。后来这位放射科的医师被评价说，无论是多小的阴影也逃不过他的眼睛，他以常进行大胆的诊断而闻名。

对于他所做出的"这就是癌"的诊断，如果有人试着反证说"哎呀，这个阶段还不能这么说吧"，他就会回答："过去我有过和这次相同的经历……"由于他有着大量的与解剖对照的经验，是准备了充分的"反证的反证"理由的。

他的 X 线片诊断异常精准，我们这些医师对他的诊断也非常信任，以致我们也非常想听一听他的海量经验得出的见解。也就是我们承认"反证的反证"的重要性，也认为他的这种反证具有厚重的科学依据的。

我们再回到汉方话题。

从江户时代起，日本医学界就一直在否定中国医学（中医）。于是新的、日本独创的汉方医学得以蓬勃发展起来。如果走进卡尔·波普尔的见解里，那么不接受中国医学（中医）具有悠久历史的传统背景，并且给予反证，那就成了非科学的事情了。这样一来，日本的汉方又会怎么样？难道可以说比中国医学（中医）更加科学吗？

江户时代的医师们否定中国医学（中医）的传统，到底是为什么？而且他们导入的新的思考方法（在哲学用语上叫做"规范思想结构"）究竟是什么东西？我们在下一个章节再看看吧。

6 汉方不是一块顽石

五脏论的时代

在中国，早在古代就以"阴阳五行说"的理论为基础。影响和孕育了中国人解释纷杂世界的思想。中国的社会哲学与自然哲学均受阴阳五行说的影响，医学也不例外。

阴阳五行说的理论是将"阴与阳"两个不同性质与"木火土金水"五个要素（即五行）将整个世界全部集约起来加以认识的。

例如，宇宙是由太阳（阳）与月（阴），加上木星、火星、土星、金星和水星这些行星组成的。一看日本的日历，就可以看到日曜日（星期日、阳）、月曜日（星期一、阴），然后火、水、木、金、土又分别代表了星期二、星期三、星期四、星期五和星期六。

而方位也是这样，即东＝木、西＝金、南＝火和北＝水，土则在中央。

季节也是如此。木象征着生长很快的春、暑夏如同火一样炎热、金色树叶的色彩是秋、滴水成冰的是寒冷的冬。而且我们知道在日本食鳗鱼叫做"土用"，即从江户时代起，每年立春、立夏、立秋、立冬前的18天，都有吃鳗鱼的传统。

除此之外，色彩和气味、味道与音阶，都被配以五行。

五行，相互影响又相互融合，营造出了动态的变化现象。但是阴阳五行说又不是信口开河、胡编乱造出来的，它们之间有一定的关联，以木→火→土→金→水为轴的顺序。也就是说，木可以燃烧生成火、火燃烧后生成了土（灰）、从土里又产生了矿物质金、而金属的表面上又可以结露出水，水又可以涵养木，如此循环不已，相邻的事物成了生生合合的关系（相生关系）。

此外，木要生长，必然要从土中"夺取"养分；土还可以堵塞流水；水可以灭火；火能够熏烤金属；而金属制成板斧可以砍伐（树）木，便又产生相互侵害的关系（相克关系）。

五行关系，也适用于医学。人体分成了肝心脾肺肾五脏系统，由此分别"配伍"给了木火土金水。研究它们之间的相互影响又相互作用的关系，称之为"五脏论"，也可以说是五行学说的医学版（图4）。

通过五脏论，可以看到肝与心是相生关系，肝与脾则是相克的关系。由于在古代的中国医学（中医）里，肝是反应身心压力的脏器，心身压力大、精神紧张就会出现血压升高、心悸，也解释了"通过相生关系，理解肝会促进、影响心的活动"；而这时的脾，是指现在我们所认为的消化系统。脾的功能差，就会出现我们常说"这孩子体质很瘦弱"。也就是说，这个孩子的虚弱实际上是脾的功能虚弱，或是说胃肠道虚弱。

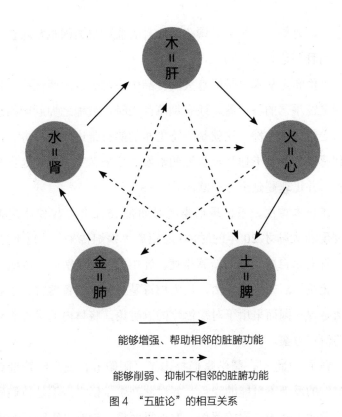

能够增强、帮助相邻的脏腑功能

能够削弱、抑制不相邻的脏腑功能

图 4 "五脏论"的相互关系

万病一毒

时兴很长一段时间的五脏论，给了人们认可五行与人体的关系是事实的解释，成了支撑汉方和针灸医学的学问基础之一。但是到了 16 世纪便产生了新的问题，即发生了梅毒的病变事件。

1492 年哥伦布到达了新大陆。由于当时欧洲的人们坚信大西洋的西面有恶魔正张开大口等待着，尽管哥伦布说了"向西有一个黄金国日本"，但没有一个人敢于跟随哥伦布继续前进。无奈之下，哥伦布只好乞求国王，驱赶着监狱里的囚犯跟随自己出征，而且到达了新大陆。

哥伦布还从那里带回意大利食品中不可缺少的西红柿、代表德国烹饪手艺的马铃薯，还有烟草。当时，被称之为厄运的东西也随之带进了欧洲，这就是由哥伦布的船员带进来的梅毒。最初受到感染的只是港口从事卖淫的娼妇。后来在交通要道处也有了病例，并迅速蔓延至整个欧洲。

在日本首次记录出现梅毒的时间是 1512 年。仅仅距离哥伦布发现新大陆才 20 年的时间；而距离"铁炮传来"[①] 也不过 30 年。针对来自新大陆的新感染症，连中国的传统医学（中医）也束手无策。后来辨证论治，认为梅毒是身体内的各器官、各系统失衡导致，因而采用了对症治疗的五脏论，将体内的病毒驱赶出去的治疗方案。

到了 17 世纪，儒学家们提出了"阴阳五行说为统管世界的规定"的反证不可能的观点，并对此产生了疑义。于是他们研究了儒学始祖孔子的原始著作，发现里面根本没有"阴阳五行说是宇宙的基本原理"这一说法，认为是后世之人加进去的。当时接受了该说法的医学领域，也开始探索超越五脏论学说的规范思想结构。

18 世纪中叶，吉益东洞（1702—1773 年）则提出了新学说

---

① 译者注：1543 年，一艘预定从澳门开往浙江双屿的走私贸易船遭遇台风漂流到了日本九州南侧的种子岛。船上的倭寇头目王直和三个葡萄牙人手里有一种当时日本人从没见过的火器：火绳枪。种子岛岛主以各 2000 两黄金的价格买了两把火绳枪，并交给岛上工匠进行仿造，史称"铁炮传来"。

"万病一毒说"。他认为，万病及所有的疾病都是一种毒，是由于后天发生的一种致病因子。他主张包括梅毒在内，将病毒以不同的形式从身体中清除的治疗方法。他认为"身体的器官系统失衡是疾病的病因"，因而明确地否定了五脏论。

与17世纪的儒学者们研究孔子的原始著作时一样，吉益东洞提出的万病一毒说，参考了中国三国志时代（公元2世纪左右）出版的医书《伤寒论》。前面陈述过，"伤寒"是一种极具传染性的热性疾病，符合现代的何种疾病也不清楚，只是知道该病的致死率很高。《伤寒论》是中国当时的地方行政长官张仲景为了对应这种疾病而紧急集中了所有可以治疗伤寒的药方手册。直到现在针灸医学和五脏论，对伤寒的治疗置于什么样的位置，也没有部分医学的理论的记载，只是简单地记载要对症处理而已。

古方派汉方的诞生

吉益东洞为了应对猖獗一时的梅毒，放弃了历来坚守的中国医学（中医）的医疗体系，以治疗感染症的《伤寒论》为轴心，企图再建全体医学。他与其弟子们以"重返1500年前的伤寒论"为名，打出了自己是"古方派"的旗号。

他们不再使用迄今为止"东方医学"和"汉方医学"用语的称呼，对此（名称的问题）稍作整理。

吉益东洞等人的古方派，将以《伤寒论》为中心再进行编辑成的医学体系，称之为"汉方医学"。为了强调成为古方派抓手的汉方医学，在日本实现独立发展，也还有人将此称为"日本汉方"。另外，由于《伤寒论》是以药物治疗为中心的书籍中，仅将汉方药使用方法的学问称为"汉方"；而对于针灸医学和其背后的中国自古以来传统的病态生理的理念（包括五脏论和阴阳五行说），统称为"东方医学"，用以进行区别。

那么，在古方派的医学领域里，对于使用多大剂量的毒药、通过什么样的形式治疗，认为这仅是五脏论和阴阳五行说的认识，并且以"只是有道理而没有具体的经验"加以否定。同时提出，在实际对毒物的性状和局部存在，应有所观察到和接触到再进行确定，将日本汉方腹诊技术的发展和对解剖学的关注相关联。这便成了后来日本向兰学（荷兰近代科学）和西方医学打开大门的原动力。

如前所述的伏屋素狄使用猪肾脏所做的实验正是古方派对中国医学（中医）批判的时期。传统中国医学（中医）理论，讲述的是人体背后有两处蚕豆形的脏器，分别称之为"肾"和"命门"。伏屋素狄所做的实验却显示两个"蚕豆形的脏器"都承担了排出尿液的功能。另外，传统理论认为肾具有产生尿液以及精液的功能，而伏屋素狄的观察只是产生了尿液。

我认为古方派从这个实验结果中，没有指出"中国医学（中医）对肾的位置描述是错误的，功能的介绍是对的"，而是对五脏论和阴阳五行说的中国医学（中医）以及与其思想的根基相关联的基本原理提出了反证。

可以接受这个反证吗？在现代的东方医学中，如果接受了这个反证，就将会把五脏论和阴阳五行说的价值割断来看，并且存在着与解剖学的观察相互矛盾与中国医学（中医）的体系不可动摇的立场。

如果遵从卡尔·波普尔的意见，就需要接受反证的前者的立场，也就是认为古方派是更为科学的学说。日本汉方目前是由古方派占据着主流，并且"证的科学解释"这种口号也是古方派医师们所提倡的。

古方铺路，西医登场

时至今日，"汉方的科学化是非常必要的"这一主张，完全可以感觉到今天的汉方如果不被科学化将落后于时代存在的说法紧迫感。但事实并非如此。我认为主导日本医学科学化、近代化的并不是黑船事件，而是古方派的医师们。世界上第一例全身麻醉下成功进行乳腺癌切除术的华冈青洲医师和著有《解体新书》的著名解剖学者杉田玄白，也都是古方派的后继学者。

江户时代后期的汉方医学在西洋科学面前，也不是敬礼致敬、低三下四乞求承认的，而是以"科学的体现者"自居，说明日本汉方是具备了超越西洋的科学性和对十西方医学的治疗成绩的补充。顺便说明一下，当时的人将"格物致知（推究事物的原理，从而获得知识）"或"格物穷理"作为现代科学的用语。这些不是抽象的观念与思考，而是思想哲学上的口号，即以具体的事物与经验为出发点，建立认识世界的框架。

当时的西方医学，渐渐地脱离了古老时代希波克拉底和盖伦以来的基础理论"四体液说"的影响。与东洋的五脏论和五行说相联系一样，西洋的四体液病理学说，即"四大元素，地、水、火、风"，也是与古希腊以来的世界观相对应的理论。

在威尔逊编汇了《细胞病理学》、贝尔纳发表了《实验医学研究导论》、科赫和帕斯尔相继发现了病原体的时代，而四体液学说迎来转折点是 19 世纪发现细胞以后，直到 20 世纪才通过抗生素治疗疾病。

如此说来，日本医学的现代化和科学化并不是由于黑船来航、文明开化等"外界压力"被导入的，而是日本汉方通过内在的变化实现的。这种支撑就是被称为古方派的汉方医们，即所谓的"受雇的外国人"和在欧美学成的医学者，都是在古方派铺就的道路渐渐地跟上来的人们。我觉得一定要强调这一事实。

区分物体理解的方向

从解剖学观察得到的知识，是中国医学（中医）五脏论和阴阳五行说的传统世界观与日本汉方分离的原因之一。

我在前文阐述，解剖图谱向人们充分展示了一目了然的图片，将解剖部位分解的七零八碎便于观察，进一步加深对人体的认识，是获得真实信息非常有力的方法。例如，解剖形式将伏屋素狄实验的肾的排泄功能展示的一览无遗；同时也大大提高了放射科判读 X 线片的精准度。

说起来，"理解"也好，"明白"也好，都是以物体被分解成七零八落为前提的。所谓"理解"，就是"解明道理"，"明白"也就是"通明""直白"。但是，如果将物体胡乱分解成乱七八糟的样子，那也是无法理解的。通过"直白"的分解，便可以展示出物体的某种规律性和共性，了解最初的构成和构造，因而可以"通明"。

举一个解剖事例说明一下。

一名体格健硕的男性 A 和一名身材纤细的女性 B，通明的性格及容姿都有很大的差别。与他们面对面地交谈后就可以获得对方鲜明的印象。但是将两个人的身体进行 CT 扫描后，他们的一具肝脏在右上腹部，一个心脏在胸腔中，两具肾脏在后背的腰部两侧，从内脏结构上看，位置和形状、大小都没有很大的差别。两个人的体格也许会有所不同的。

随后，我们使用穿刺方法获取了他们的肝脏细胞，在显微镜下进行观察，几乎无法从肝细胞的外观区分两人。

即使外形看起来具有很大差别的人，从人体最小单位来看却没有差别。A 和 B 都是由最小的生命单位细胞"堆积而成"，这就是"理解"，而理解人体构造的学问就是"解剖学"。

古方派的汉方医们一边承认解剖学的有用性，一边又认为解剖学有一定的局限性。幕末明治时代的名医浅田宗伯讲："医者之术是面对活生生的物体，是与死物打交道的规则准绳截然不同的。"

也就是说，在临床上医师是将活生生的人体视为沟通对象，以从尸体获得的基本知识显然是与此无法比拟的。

"七零八落的人体和活生生的人体有本质区别。"对于汉方的这个见解，与近代以后的西方医学的认识截然不同，他们认为"尽管人体是七零八落的，也是与活生生的人体没有区别，完全可以忽略不计。"

这样一来，其生命论与以各个脏器整体网络相接为前提的五脏论相距甚远。如果成了一个个独立的、毫不相干的脏器，就会产生"肝脏病学""肾脏病学"的治疗疾病的学问。若将脏器分

古方派之道

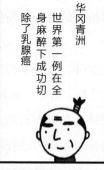

华冈青洲

世界第一例在全
身麻醉下成功切
除了乳腺癌

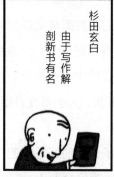

杉田玄白

由于写作解
剖新书有名

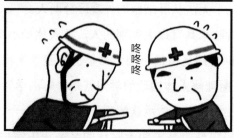

咚咚咚

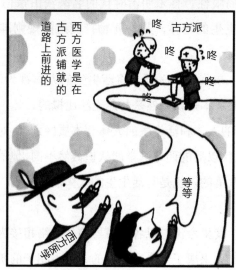

西方医学是在
古方派铺就的
道路上前进的

古方派

咚 咚

咚
咚

咚

等等

解成细胞，用显微镜观察会产生"组织学"和"细胞生物学"，以及进一步将细胞分解成分子单位，可能再产生"分子生物学"等众多的学问学科。

明治时代的人们不将 Science（科学）翻译成"知"或"知学"，而是特意翻译成"科学"，即"分科的学问"，也许就是因为他们认为 Science 的本质就是专业的划分。

意向整体性的立场

以五脏论和阴阳五行学说为代表的中国医学（中医）的传统身体观、生命观，与专业分化的方向完全相反，也就是意向的"整体性"。

肝就是肝、心就是心……不是细分成各个脏器，而是将五个脏器视为相互影响、有机联系的系统。将身体视为整体，不能七零八落地分解，从而无理地成为同一单位和类型。非常明确地说，这个不是采取"理解"的步骤。

如前所说的同病异治、异病同治也是这样。即使理解成一个病，但从整体的角度观察后可以采用不同的治疗方法，进行适当的评价。相反，理解成不同的疾病，从整体的立场进行观察，也有采用同样的治疗方法的可能性。

我以感冒治疗为例，说明一下。

曾经有一名西医问："有没有对感冒非常有效的汉方？"这时的汉方医便很为难了。也许西医观察感冒患者的症状都是一样的，但是从汉方医来看，身体结实的人和身体较弱的人患感冒，以及感冒初起和感冒较长时间的情况是不一样的，可以选择许多种方法（方剂）。但西医看到这些方法就会产生疑问："为什么同样的感冒使用的药方不一样呢？不可理解。"

汉方医对"同样"的感冒在治疗上采用完全不一样的方法（方剂），是源自对"感冒"概念与西医没有共通的认识基础。

我之所以把"证的科学阐明"口号看成是日暮途穷，是因为我认为传统的对证的认识方法，以通过"科学"来"阐明"是不切合实际的。

在研究生院，我做过给小白鼠灌注汉方药的实验，这个实验如果可以阐明证的话，在汉方药方面，是否可以忽视小白鼠与人体的差异。"同样的疾病但是却要因人而异地选择治疗方法"，这是汉方医学的特质。我认为忽视生物种群的不同，就不能评价汉方最出色的部分。

那么，汉方最出色的部分到底是什么？

到底什么是视为整体进行认识？

为了更好地思考这些问题，下面我们来听听古方派以外的东方医学的意见。

7 "触"的思想

医学会往事

我们追溯一下 40 年以前，即 1966 年第 17 届东方医学会总会的会议。当时，A 博士报告了他曾经使用的一剂汉方药治疗哮喘的病例取得了较其他药物治疗效果更佳的论文。

在他发表之后，一名 F 博士站起来质问道："会不会不只是用药的效果，其中还有精神的安慰作用？"于是，A 博士回答："至今为止，哮喘的治愈率很低，可能是因为没有好好服药。但是我所开具的汉方药是国民保险以外的，所以患者才好好服药。"

听到争论的大会重磅专家的 M 先生发言指出，A 博士使用的不是一般处方，而是临床上经常使用的治疗神经官能症（自主神经功能失调）的处方。他还特别指出，"假如使用同一种药的医师，会不会获得同样的效果呢？决定使用这张处方的 A 博士的直觉认为这是真的汉方诊断（证），所以获得了较高的治疗效果。通过医师坚信的态度与诊断，不也是患者接受了精神疗法吗？"

M 先生是这样解释的。A 博士这篇关于哮喘病例的报告，实际上是由于精神与神经因素，导致了许多患者的病情恶化。

A 博士选择了这剂治疗神经官能症（自主神经功能失调）的汉方药，更是对患者讲明了"这剂药对于你来说是非常对症有效的药，服用了会有效"。于是，这种精神疗法对患者起了很大的作用。尽管患者由于精神和神经因素症状恶化，但适当的药物及精神疗法的双管齐下，理所当然地就取得了这样的成绩。

对 M 先生的评论，A 博士使用了稍稍严厉的口吻答道："我并没有使用汉方的精神疗法，而且我使用的方剂也不是治疗神经官能症的，使用精神疗法进行治疗，不是会比药物治疗效果更好吗？"

学会的大会交流，M 先生并没有对 A 博士出色的治疗效果和治疗方案进行赞誉，结果换来了 A 博士怒气冲冲地回怼而告结束。为什么会产生意见不合呢？

"精神的东西"之位置

我们观察使用汉方药和伪药（安慰剂）的两组人群比较的临床试验。试验开始时，给汉方药和伪药（安慰剂）的效果并没有差别，于是对汉方药有效性的信任感便被动摇了。紧接着，汉方药比伪药更有效的数据证明逐渐出现。这样一来，抵制汉方药一派就排除了"安慰剂具有效果的可能性"。这应是 A 博士的想法。

对哮喘病有效的汉方药有许多，麻杏石甘汤、小青龙汤、神秘汤 [1]，还有柴朴汤 [2]。柴朴汤是结合具有调节免疫变态反应的小

---

[1] 译者注：神秘汤，出自《三因极一病证方论》卷十三，具有润肺，疏利壅塞，补肺益气之功效。主治上气，不得卧。肺气虚败，壅塞喘息。

[2] 译者注：柴朴汤，出自《证治准绳·类方》卷一，具有清热化湿，调和脾胃之功效。主治疟热多而脾气怯，暑湿及食滞致疟。

柴胡汤和用于治疗各种不安定愁诉及所谓神经官能症（自主神经功能失调）症状的半夏厚朴汤。

不安定愁诉及神经官能症（自主神经功能失调），在西方医学上是以"神经过敏"或"精神疾病"处理和解决的。按照西方医学的逻辑，"神经"即"气"是无形的、没有实质形体的物质或物体，所以患者的"神经过敏"是对没有实质形体产生愁诉的状态。

对此，汉方所说的"神经"是驱动生物体的能量，即"气"。我从不认为它没有实质形体。例如，当能量不足引起的病态（气虚）、能量循环停滞引起的病态（忧郁）、能量反向流动引起的病态（气逆）的时候，都是使用以平定放松的方法进行治疗。在这些方剂中，半夏厚朴汤是治疗气郁的代表方剂。该方剂通过改善"气"的循环停滞，进而改善不安定愁诉及神经官能症（自主神经功能失调）的症状。这样，汉方可以解决以"气"为媒介引发的身体问题和精神问题。

哮喘的汉方治疗，也必须是以问诊的形式，了解患者是否存在气郁症状。这是由于有的患者被怀疑，或要排除"哮喘的发作是精神因素引发"。而治疗哮喘的汉方药有许多种，就要选择其中针对气郁状态最适合的方剂。如果发生气郁是引起哮喘症状的主要因素，使用"柴朴汤"治疗就是最佳的选择。

如果是西方医学的话，就会武断地认为是"精神的东西"，汉方治疗上，在治疗的方剂上也会反映出类似的观念，也会采用标以"精神疗法"的方式进行治疗。

A博士讨厌人们指出的他在汉方治疗当中加入了"精神的东

西"的说法。如果他承认在治疗中加入了精神影响说法，就是将汉方药作为药的"纯粹"的药效部分被安慰剂的效果扣除了，担心汉方药的作用在临床中被低估，也将自己所说的"科学性"被大大地贬低。

回顾学会上的争论，M先生"不用药的医疗技术本来就不是正当的，而且恐怕治的病也不是真正的疾病"的想法，就是对降低使用汉方进行精神疗法的评价，所以受到A博士的奇妙反驳。

近代医学以科学，即专业分化的"科"与"学"为基础，但是M先生认为，被专业分化的精神问题有着各种各样的处理方法。所谓的精神问题就是在健康的身体上产生了疾病的状态。说的过分一点就是"身体里健康与疾病同居，在这两个因素相互作用之中出现所谓的精神现象"。当身体的状态失衡时，病的部分便开始显现出来，健康的部分进入对疾病的临界点，于是出现了精神问题。

一旦精神状态被分解成七零八落，身体的各个部分也失衡了。精神受到治疗者与患者之间的人际关系，和周围社会、环境因素的巨大影响。现代科学的方法论，极力排除患者与外界产生的关系而发生的变化。如果是这样的话，就会迷失了精神的问题。这是M先生的主张。

决定使用"柴朴汤"的另外一个原因就像我们所知道的那样，东方医学里还包含人文精神。东方医学不是在追求科学性、追求西方医学的时候，便将自己置于劣势的位置。而患有身体疾病的患者往往也存在着"精神问题"，这一点有必要进行说明。

从事按摩的汉方大家M先生尖锐地指出：我觉得我们掌握着

打开下一个时代医学的钥匙。他是经过了怎样的经历得出了这样的结论我们不得而知，但是我们回过头看看 M 先生的经历和业绩，也许就会明白了。

温柔的"手"——增永静人的思想和方法

增永静人，1925 年出生于广岛县吴市，曾经在京都大学文学系主修心理学，1949 年毕业，后来的十年间，埋头于按摩的研究。1968 年在东京上野设立了按摩研究所"医王会"，以治疗家的身份活跃在按摩界而红极一时。医王会之名源自佛典《杂阿含经》的"医者之王，善知病、善知病源、善知病之对治、善治病已，更知将来复发之可能与因缘，而断除之"。

增永静人长时间从事诊疗活动并有所成就，还曾经受邀到海外演讲和指导诊疗。1981 年，他作为日本的按摩专家破例选为日本东方医学会评议员（理事），于同年因直肠癌去世，享年 57 岁。

增永静人对"医药即医疗"的观点持批评的态度，与他是不使用药物的手法治疗的实践者有联系。从他留存的著作中，我们回顾一下他对按摩技术的定位。

我们从在诊断或是治疗之前的阶段，也就是在初次与患者面对面的时候"怎样触碰呢？""怎样接触呢？"说起。

关于现代医学的触诊，通过观察患者的冰冷而变形的双手，就可以看出患者异常的证候或是可能所患的疾病。例如，缺铁性贫血的患者会出现"匙状甲"，又称为反甲；慢性呼吸功能不全者身体检查时的"杵状指"（肥大性骨关节症）等。对此，进行按摩的诊察方法"切诊"（后再详述）时，可以发现更加细微的表现而进行分析判断。

以前，我在与具有按摩心得的人见面握手的时候，一开口肯定先说"您的手很柔软啊"。

在使用手法治疗的领域里包括按摩，双手的温柔度对于治疗者来说都是不可或缺的。手像感知对方状态的天线（感受器），手的柔软度高，对所接触的物体的感知度也会很高。同时，专业人员的手通过对患者身体部位的推压、按揉，也成了应变器。在按摩的时候，患者冰凉和僵硬的手会变得柔软，也会通过感觉患者手的变化意识到疾病的转机。为此，要训练有志于从事按摩的人将自己的手变得柔软。

手的柔软度不是瘫软的状态，而是像感受器和应变器那样的柔软而温柔，不是以单位面积的压力大小的柔软程度，而是让患者感受到医者发自内心和性格的温柔。

我与按摩治疗师要握手的时候，会一边伸出手一边在想，"他是个什么样的人呢？"无论是对谁，只要是初次见面，我都会猜想这是一位什么样的人，同时会多少有些紧张地观察对方的活动状态。

在这种情况下，大多数时候我要采用仔细观察对方的风采和态度（视觉的信息），以及对方的语言和行为（理论的思考）方式的评价，用以判断这是什么样的人。对于这一点，从事按摩的治疗家们习惯于通过与对方握手时的接触，也就是动员机体全部的触觉信息，用以判断对方到底是什么样的人。

对于不了解专业手法治疗的人，是不会明白通过触觉可以获知对方内在的信息的原因的。但是那些经常以按摩为职业的人，

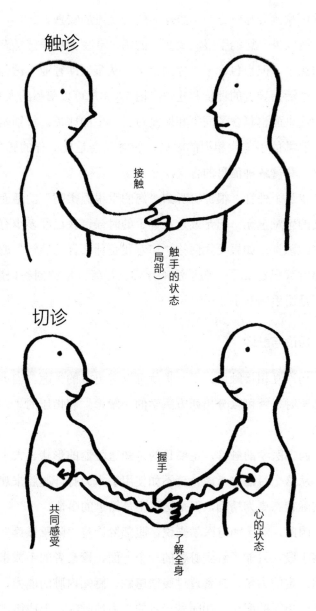

触诊

接触

触手的状态
（局部）

切诊

握手

共同感受

了解全身

心的状态

通过按摩就会与对方产生浓厚的信息交流的实感。

所以说"您的手很温柔啊"的话，会使人稍稍感觉有点儿奉承的意思，但也包含了"你的手可以从事按摩行业"这种作为前辈、生活指导者的评价和建议在内。"你是可以信赖的人啊"，我认为这里面也包含了同事和朋友对我产生的印象。特别是说"您这么温柔的手与我相握的时候，您对我会是什么样的感觉"，就包含了获得各种信息的含义。

我是个外行，很惊讶听到"您的手很温柔啊"的话而对这种含义的感觉全无。但是最近在握手的时候，我已经多少有了对方存在的感觉。如果要我回答"您对我是什么样的感觉"的话，也许那时我已经成了一名手法治疗师。尽管"能够回答问题"，但也不是用手回答了……

切诊与触诊

初次互相接触后，下一步就可以有更多的话题。当进行腹部的诊察时，就可以分出西方医学的"触诊"和指压的"切诊"的不同。

西方医学的触诊，主要目的是知道脏器的形状、大小及软硬度。从这个目的来考虑，莫不如使用手术刀打开腹腔来观察脏器的实际状态更为精确，但是这可不是简单的事情。

因此，对于西方医学来说，腹部触诊是"隔靴搔痒"一样的诊察手段，只能了解到脏器的一个方面。诊察者的手或指，必须使用一定的力量，具备透过腹壁感触、感知内脏的能力，而且还要通过患者的配合，如随着患者的大力地呼吸，形成腹部的起伏最大限度接触到内脏的大小、形状、软硬度等信息。但这是要增加患者的痛苦，如果患者配合得不好，也无法取得预期的效果。

对此，指压的切诊，就是"进入到患者的腹中"，也就是说，治疗者要超过自己和他人的区别，沉浸在与患者融为一体的感觉之中。这不是"接"，而是变成"切"字的理由。

切诊要求具备一双温柔的手。通过抚摸般温柔地触碰，指压师会感觉自己的手渐渐地湿润起来，随着切诊患者腹部也变得不那么紧张了，感觉心绪大大地放松了。在指压的用语里，不是使用"推压"，而是特意使用"按压"，意思是提手旁加上"安"字，意为"安静""安稳""安详"。这样可以诱导患者处于心身舒缓、放松的意境。这不是简单的"按"和"推"的不同，而是指压诊察不同于西方医学触诊的重要意义所在。

如果通过指压技术的实施，可以最大限度地舒缓患者的腹部肌肉与筋膜的紧张度，甚至可以感受到肚脐以上部位的心跳，也许会发现患者没有诉说出的心悸等异常症状。西方医学对患者的腹部触诊时，如果感觉到了脉搏的跳动，就会认为是腹主动脉的跳动或怀疑是腹部的大动脉瘤而会忽视掉心脏的异常。指压与汉方医学的见解，会认为腹部出现了异常悸动，显示了"气"也就是说人体能量的异常。通过汉方医学所教授的知识观察，可以知道这名患者属于比较消瘦、体质薄消、纤弱、不结实的人，尤其女性更年期容易出现发热、多汗症、恐慌性障碍等。

如果西方医学对切诊的看法稍稍有些道理的话，恐怕可以这样解释，即"女性是更年期容易出现发热、多汗症、恐慌性障碍等，而比较消瘦、腹壁肌肉比较薄、血压稍稍有些高者，也具有这样的特征。这样的人一旦腹部肌肉松弛了，甚至还可以触摸到腹部的腹主动脉和小肠系膜动脉的波动状态。"

切诊的"相互性"

西方医学与东方医学在触诊、指压的切诊上，能够获得的信息有着本质区别。前者是关注脏器的形状，后者则关注患者的身体状态，以及与身体状态紧密相关的心理状态和性格。毫不夸张地说，这些几乎是可以或应当进入治疗者视野的。"不要纠结眼前的一点，要抓住整体的印象。"这就是切诊的最大特征。

还有一个非常重要的事情，对于切诊来说，"将治疗者的信息传递给患者"。这是一种反向交流的效果。

当患者的腹部受到温暖而舒缓的触摸时，会从这样的感受中得出"这个人一定会治好我的病""这是个值得我信赖的人"的感觉（这是手法高明的治疗者才会有的效果，如果治疗者是手法低劣的话，患者就会产生不信任感）。这种围绕着指压的诊察产生的相互性，便是增永静人非常重视的一点。

患者对于西方医学触诊的反应，认为只是一种简单而多余的动作而已。术者对怎样按压腹部，从一开始就存在着"没有特别的必要"的意识。例如，在患者感觉很难为情的情况下，一旦接触到他的腹部，腹肌就会情不自禁地变得紧张起来，或者是拼命地忍住笑的表情。而腹肌一旦变得紧张，就无法清晰地触摸到内脏的外形大小和质地的软硬度。因此，西方医学常在触诊后有"患者的腹部过于紧张，摸不清楚腹部的脏器"的结论。

对此，增永静人主张"容易自主发生的不安定的腹部证候，

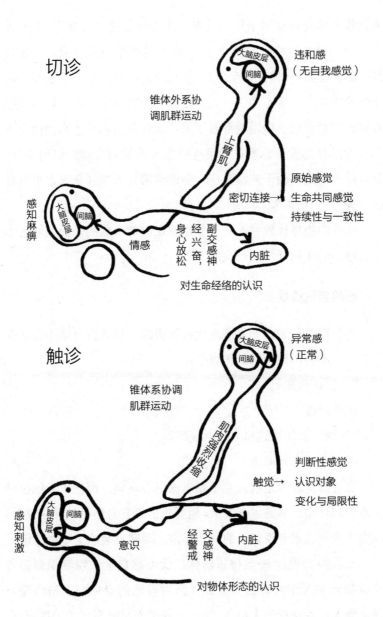

切诊

大脑皮层
间脑

违和感
（无自我感觉）

锥体外系协
调肌群运动

上臂肌

原始感觉

密切连接→ 生命共同感觉

持续性与一致性

感知麻痹

大脑皮层 间脑

情感

副交感神
经兴奋，
身心放松

内脏

对生命经络的认识

触诊

大脑皮层
间脑

异常感
（正常）

锥体系协调
肌群运动

肌肉强烈收缩

判断性感觉

触觉→ 认识对象

变化与局限性

感知刺激

大脑皮层 间脑

意识

交感神
经警戒

内脏

对物体形态的认识

也是能够唤起活体对于压力反射产生非常安定的症状"。东方医学认为，患者很尴尬的场合下，"很容易产生应激反应，这是神经过敏的征兆"。但是接受应激反应的脏器"肝"，就不会发生这样的异常表现。手不动，一直放在患者的腹部上，出于尴尬而导致的腹肌紧张就会慢慢地舒缓下来，这样就可以将手指慢慢地深入患者的腹部进行诊察。如果这时患者感觉到胃部一带的疼痛，就可以诊断为"由于应激反应，会造成消化系统（在汉方里就是指'脾'）的伤害"。

这样的腹部证候并不是一开始就在腹部形成的，而是通过术者的适当动作相互影响形成的。

超越自觉症状

也有观点认为，如果慎重地触摸腹部，患者自身就不会放在心上，也不会出现腹肌紧张表现。

"一按这里痛吗？"

医师问道。

"是啊，您知道这里为什么痛吗？"

患者很惊奇地问道。

患者接受腹诊之前，并不知道这里会疼痛，而施术者触摸时才意识到异常。从施术者看来，他要找出患者身体里的异常原因。而患者听到施术者说自己的身体异常，瞬间就会感觉不可思议。

增永静人说："一旦按压活体，就能够自觉敏锐意识到患者的压痛点和经络穴位的异常。""因为自己的身体自己最清楚。"增永静人还说这样的人很多，而且有许多人早就忘记了的疼痛点，

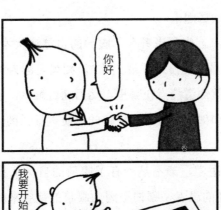

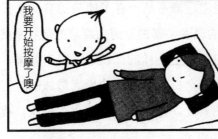

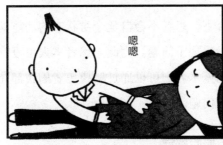

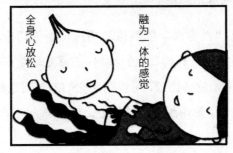

这时也会一下子回忆起来。

在西方医学，首先是患者有了腹部的自觉症状才进行触诊，而且也不是"压痛点慢慢地浮现出来"。如果是因为疼痛而来就诊的话，一开始就知道痛点在哪里，然后通过触诊，就可以确认出现异常的存在和部位，最后对疼痛的性质进行详细询问、记录和辨别。

然而在东方医学，却不是"有了腹部的自觉症状再进行腹诊"，无论什么样的患者、哪怕是因为眼睛的症状来就诊，也都可以做腹诊。这与诊脉是一样的。在东方医学看来，哪怕是眼部疾病，也有可能是全身某种疾病的原因造成的。而全身性疾病造成的机体功能紊乱，也会导致腹部出现症状，或者表现在脉搏上的异常。

在多数的场合下，患者不会自觉全身状态的功能紊乱，只是发现了自己的眼睛出现了问题。为此，患者本人也没有察觉到身体或心的异常，而施术者则可以通过触摸患者的腹部让患者开始意识到自己存在的问题。

判别性感觉与原始感觉

增永静人说："西方医学的触诊与指压诊断的切诊，使用的感觉是与东方医学不一样的"。触诊动作的感觉，是识别物体的动作，进行了许多的物体比较，可以明确它们的共同点和不同点，再期待在组织学上了解组织构成的知识。增永静人对于这一点称之为"判别性感觉"。

判别性感觉是两点辨别的基础，即用于认识空间位置和时间前后的关系。例如，"肝脏肿大，位于肋下两横指"，是空间的判别性感觉；心脏的听诊出现"第一心音之后的第二心音，在吸气时可闻及第二心音分裂"，即是时间的前后关系判别。这种感觉是人类在进化的过程中飞跃式发展产生的特质，也是证明人类是万物之中的灵长类动物的证据。

通过与判别性感觉伴随而来的触诊，可以鉴别肝脏与脾脏，也可以鉴别是肿瘤与炎症。通过触诊不断积累经验，就会与区别"健康与疾病""治疗者与患者""自己与他人"等信息联系在一起了。正如我在前文所讲述的，"明白"与"理解"的现象。可以说，这个意义就是"通过判别性感觉来分析世界的事与物"。

此外，采用指压的切诊产生的动作感觉，就是增永静人所说的"原始感觉"。一言以蔽之，原始感觉就是"抓住了生命的实感"。

增永静人将生命说成是"在空间的范畴内相互依存、时间的范畴内以螺旋状环流的存在"。接受关于将生命表述为一含糊朦胧的轮廓的说法而存在、交流，说的就是这样的原始感觉。

在判别性感觉中，"从哪里来又到哪里去是患者的身体，从哪里来到哪里去是治疗者的身体"的空间位置关系，以及"从什么时间到什么时间的生存"，明确区别时间的前后关系，将生命清晰立体地描绘出来。但是，这样的认识全然没有了原始感觉。原始感觉的基础是心的灵动，而不是认识的共同感受。因而没有了自己与他人的区别，而治疗的物体与被治疗的物体关系融洽，使得生命成了流动体。

如果判别性感觉归属于眼、耳、鼻、舌、身五种感觉的话，那么判别性感觉则也应当是五感的根基，即第六感觉。增永静人说大脑新皮质层与旧皮质层和间脑，是在人类以外的动物存在着非常发达的脑部分，他认为这部分是掌管着原始感觉。所以，一按摩腹部，就可以引发放松反应，甚至会产生"这个人无论如何也是值得信赖的"的亲近感。这就是通过切诊产生的原始感觉的交流效果。

8　四诊与恋爱

让原始感觉产生交流效果的诊察方法

在前文里，我提出了对于判别性感觉与原始感觉的交流的论点。那么在东方医学上，我们再展开一下具体的原始感觉的交流途径。实际上被称之为"四诊"的独特诊察方法就是探讨这个步骤的开始。

所谓四诊，即望诊、闻诊、问诊和切诊四种诊察的方法。迄今为止我们讲过了切诊。切诊是四种诊断方法之一。

增永静人对通过四诊与原始感觉的密切交流联系的过程，举过意外的例子。他将四诊比喻为恋爱的步骤，请看如下的说明。

首先，望诊是对患者的全身情况进行一目了然的观望，闻诊是听一下患者说话的声音、方式来判断身体有无气力，这些是获得有关患者的体力和患病状态的第一手的重要信息。

增永静人还将望诊细致地分成"夜视""远视""观察伞中的患者"；将闻诊称为闻及"声音、衣服的摩擦音和飘荡的味道"。也就说这些都不是非常清晰的信息情报，但是又正像恋爱的步骤一样，听又听不太清楚、看也看不太清楚的朦胧状态，才会具有引起对方急切想进一步了解另外一方情况的兴趣的动机。

原始感觉的认识，不是只盯着一部分，而且要在朦朦胧胧中把握整体，这一点非常重要。这种高度的判别性不会妨碍对整体的观察。诚然，我们常常会表述"夜视""远视""观察伞中的患者"；闻及"声音、衣服的摩擦音和飘荡的味道"这些特征的。

其次，问诊就是为了要探查出患者的"本心"而说许多的话。

这不单是要通过问诊收集患者疾病的信息，而且要通过问诊的方法过程，展示出治疗者的本事。增永静人将四诊称之为"恋爱"，我想他最看重的就是这一点。

固然，了解患者的姓名、年龄和兴趣爱好、职业非常重要，但是如果在与患者沟通时展示了自己的劣势和弱点，这场恋爱就会无疾而终。在西方医学的教科书里，对问诊也是非常重视的，要求对于患者的任何信息都要无一遗漏、事无巨细地进行收集。所以，通过问诊，有关医疗者获得了什么样的印象，并且进行了详尽的记录是不少见了。但在问诊的"相互性"上，我还是认为西方医学远不及东方医学的关注度要高。

最后，切诊则是与患者进行接触的诊断方法之一。

东方医学的切诊是诊察脉搏与腹部。而脉搏的诊察主要在中国比较时兴。中医学对脉诊具有非常细致的分类。"那个姑娘有精神了吗？""她的脉象怎么样？"这样的文化比较含蓄、客气。这是由于中国几千年来一直处在政治争斗的纷争之中，严格的身份制度，使得许多的中国人对人际关系有着独特的重视程度。在中国，脉诊与腹诊一样被重视是有着深刻的文化背景的。

与此相对，在日本，腹诊的使用则非常受到追捧。"让我看看你的腹部""可要说真话啊"诸如此类毫无遮挡的语言，有着完全信任对方的倾向。似乎这就是日本人际关系的特征。

"来自他人刺激"的愉快与不快

我们再重新梳理一下增永静人把四诊比作恋爱的原因和四诊传递的恋爱信号究竟是什么。

为了回答这一点，我们必须先绕个弯子。先说说"人为什么要恋爱"。

恋爱是为了保存物种的行为。所以应当同时获得性的快感并且具备冲锋的能力。也就是说进行恋爱只是为了获得性欲高潮的性行为进行的铺垫，当然这样的活动也可以用手淫进行替代。

但是仅仅靠手淫已经不能满足对性的欲望，于是对恋爱产生冲动的愿望，才产生了追求他人的欲望。说得极端一点，"就算是被淹死，也要尝到咖啡的香味"。也就是说，自己"做出"的行为（手淫）远不如从他人那里获得的刺激会产生更大的反应，且反应是非常的愉悦。

只是如果可以从他人那里获得快乐的刺激，不是什么样性质都可以的。比方说在强奸的场合下，被袭击者恐怖惊吓后还要"霸王硬上弓"地发生性行为，对方一定会强烈反抗和坚守节操的。因此，性行为一定要建立在信赖关系的基础之上，这是不可或缺的。保障双方的安全才是愉悦的性行为之前提。相互见面、聊一聊天、互说优雅的语言……构筑信赖关系的过程，叫作"恋爱"，也许可以说这是恋爱的内涵。

像强奸那样的事情则另当别论，人固然会在性行为中得到了充分满足，但是也因此残留下了某些不满足的心理摧残。性行为非常愉悦，是与适当地刺激了对方而获得快乐分不开的。这时，如果不能将对方的感觉变成了自己的感觉、将自己的感觉再回馈给了对方，愉悦便很难了。

如果能够将自己的感受回馈给对方，那么"对方就会刺激自己可以不自觉地获得快乐的部位"。这是手淫所无法获得的、性质完全不同的快乐。

正如增永静人指出的那样，从这一点来看以使用指压为代表的东方医学手法治疗和性行为，有许多相似之处。先行切诊，然后进行望诊、闻诊、问诊，并且使用拙劣的手法连续用力按压，这是非常笨拙的治疗手段；而优雅的指压，并且选择可以使患者感受到欣快感的正确穴位适当用力地按压，患者就会感知到这些穴位的异常反应，那么这些就是有效的穴位点。

如果说手法治疗与性行为不同之处，就是手法治疗基本是术者的皮肤或者通过器具与患者皮肤进行接触；而性行为则是与容易擦伤的黏膜进行直接接触，并且是将自己最薄弱和敏感的部位暴露出来，任由他人进行"实施"。这与手法治疗相比，远比他人给予的刺激量更大，自己接受的这种刺激的感受也会更加强烈。

性行为如果是采用笨拙的方式进行，会深深地伤及对方的身心，患上某种（心身）疾病的概率就会很大。从这个意义上说，是具有很大的风险的。与手法治疗相比，采用日常非常少见的、拙劣的性行为时，自己与他人受到的伤害程度就会很高，并且在

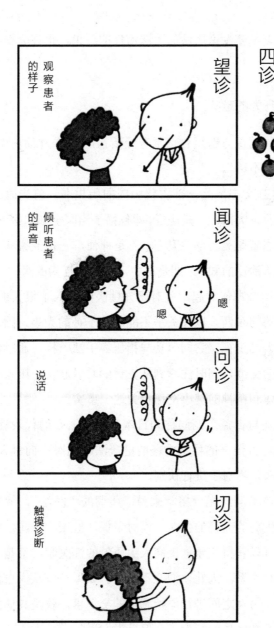

许多的场合下，非专家所做的手法治疗的后果，也许会令我们大为吃惊。

排除性行为的意味

江户时代的汉方医尾台榕堂曾经断言："欲求神仙房中之术，非遵医之大法不可"。

《汉书·艺文志》是一部古代中国的历史书，将当时的医学书籍分成了四种类别。一是医经，即包括了当时全部的医学书籍；二是经方，也就是处方学暨药学；三是神仙，是指健康法，其中也加入了手法治疗的知识；四是房中，也是性行为的医学。

东方医学自古代时起，就对研究性医学投入了很大的力量。这是儒教道德的东西，以及关乎不能断绝子孙的大事，因而世人们给予了极大的重视。它同气功与指压等手法一样，激励性行为的原始感觉的交流，同时注意到从古代的时候起，中国人就明白性行为与身体和精神的健康密切相关这一事实。

尾台榕堂与吉益东洞同称为日本"古方派"的代表性名医。那时的他就自古传来的稀奇古怪的健康法和性医学向世人宣布，今后与全部医学界对手进行诀别。

对于吉益东洞与尾台榕堂来说，所谓的"医法"，就是要挽救由毒导致生病的人们的生命。而对于保证健康、预防疾病的养生术，以及可以获得快乐、提高人生质量的性医学，都是与能够致病的毒没有关系，因此他们并不关心。如果可以从大自然中获得能量的话，男女之间进行原始感觉的交流事，就是具体的、客观的，也就不是怪异的行为了。但是古方派医学并不认同。

我认为，尾台榕堂排除健康法和性医学的一句话，在日本的医学界是具有极大变化的象征意义。这是从处理"不能看"的世界的"作法"开始，向"能够看"的部分移动到"方法"及移动到医学重要性的变化。

古方派力主研究，通过何种手段将体内的毒排除体外来治疗疾病。当然，古方派关心的是生命与心身的"整体"，如果受到了毒，这部分将会成为了什么样、转移到什么地方、从哪里排出去的"局部的"话题。我认为，"从作法到方法""从整体到局部"的变动，是医学近代化与科学化的重要契机。

在西方医学，古代希腊的希波克拉底时代的医学，正是大力提倡与东方医学五脏论相似的四体液说的时期。四体液说认为，身体的各个部位出现的症状，是身体的整体失衡造成的。

这不是简单的"错过了对于疾病来说具有特征的症状"的狭隘意思。我认为其中还包含：即使与病患处较远而出现了患者没有注意的症状，也许是解读了"身体整体的失衡"的原因。也就是说，汉方的切诊可以从眼睛的症状诊察出腹部的疾病。这就是希波克拉底所讲的西方医学与东方医学相比，眼睛的症状会"错过了腹部的疾病"。

向局部的大转换

19世纪初，法国的病理医生比沙撰写的《基础解剖学》标志着医学开始"从整体到局部"变化。他在巴黎的医院里解剖了600多具尸体，并且提出了"我们人类的身体组织具有各种各样的特性，可以出现各种各样的组织特有的病变"的局部论，因而否定了"四体液说"。这与威尔逊的细胞病理学和科赫、帕斯尔的微生物学联系起来了。

到了这一步，"欲求神仙房中之术，非遵医之大法不可"就可以读懂神仙房中术的局部论是没有立足之地的意思。例如，局部论说性行为是可以轻易获得的，被舍去了只关注性器官的大小、性行为的时间与次数的指标。"这就是性的本质吗？"我这样问道。正如增永静人所言，原始感觉的交流是房中术的本质，只不过局部论与判别性感觉的方法论，二者都是无法舍弃的。

也就是说，关于神仙般的手法治疗也是这样的。成为气功术和指压治疗家的受验者，也是从手怎样将"气"和动力释放出来的科学研究方法，确定将"气"存在的意义进行研究。从原始感觉的交流视点考虑的话，我认为可以用这样的研究来评价性的本质。

即使是性行为，使用指压和手法治疗，也可以得到与他人接触时产生的体验。与喜欢的人进行性接触可以获得快感，与厌恶的人进行性接触则会产生不快。对于希望发生原始感觉而进行的交流接触（被接触）方，相互关系怎样是一重要的因素。相互关系仅仅看一下手，是不可能分辨清楚疾病的来龙去脉，也就是说，局部论与判别性感觉的方法论，二者都是无法舍弃的（还有一点，在局部论上无法舍弃的事情就是"死亡"）。

另外，"在医疗实践中与一个异性发生了争吵也是医者的问题"，这是某个上级指导医师悄悄对我讲的。我认为这是由于医生从本质上讲，就是接待客人的行业。哲学家鹫田清一将在红灯区做服务工作的男招待、女招待以及在旅店、饭店工作的人们，特别是医院的工作人员都说成是"服务业"。在日常生活中需要完成沟通与人的情感交流的一个重要组成部分，这是服务业的共通的特征或说是特性。

即使在沟通情感顺利的情况下，也应当有特别的魔法存在其中。男招待、女招待以及在旅店、饭店工作的人们，在语言使用或对客人鞠躬、行礼，充分做好了准备时，也要为来客准备沟通的便览手册。可以说这是构筑与他人良好关系的"作法"功能。

与此一样，东方医学的四诊也是这样，我认为原本只是从一个旁人的关系来看，即术者与患者的关系，是可以通过交往提高原始感觉的，这是不是像作法那样的功能在起作用呢？特别是增永静人实践的医疗，将四诊的作法注入了非常强烈关注的意识。

9 "方法"的医疗和"作法"的医疗

"优雅先生"的秘密

自从我学习汉方之后，我会经常得到患者或观察诊察的护士对我的评价，说我是"优雅的绅士"。我想这大概是我在汉方的诊察中，经常要为患者诊脉、触摸患者腹部的原因。

在网络上写着关于对我的老师花轮先生的评价："先生每次都是规规矩矩地触摸患者的腹部"。人们对规规矩矩、认真正规地与人接触，总是会给这样的人以"优雅"的评价。

我见过以前经常使用人脑识别传感器，是要与人对视、进行辨识合拍的机械装置。虽然人脸识别装置不会产生过分的人脸差别，但是大凡被照射过的被检者，都会觉得装置里有"心"存在。

与此相同的是，如果医师若无其事地"触摸"患者（有时也真的是心不在焉）对其进行检查的话，也许会给患者传递"优雅"的感觉。

的确，将手放在患者的额头上感觉体温，与将体温计放进患者的腋下，虽然是腋下的体温计数据更为准确，但是医师"将手放在了患者的额头上"的举动，却是传递了医师自身的信息。我想我在进行汉方治疗的实践中不是我的心变得优雅了，而是让患者感受到了"作法"的优雅。

作法的重要性在西方医学中，患者没有得到特别的感受。但是汉方治疗的实践中，对于患者来说却是可以传达"体贴""温暖""尊重""优雅"的信息，更是强调了获得患者信赖的重要性作用。这种"获得信赖"之道进行难以表述的作法的积累，往往不会错过和看漏了患者的病情。

实际上，"请对患者优雅一些"的说法，在东方医学的教科书上并不少见，但是在西方医学的教科书里就不好评论了。这是东方医学的作法，也许是在长久的训练和教育下习惯成自然了吧。

触诊与 ROS

我举一个触诊（切诊）的例子吧。问诊也是这样的。在汉方的问诊上，比方说一名患者来诉说眼睛不舒服，汉方医也会打听患者排便或生理情况。这与西方医学说的 ROS（review of systems）表达很不相同。

所谓 ROS 就是将出现的全身症状，按照呼吸系统、消化系统、循环系统和运动系统的顺序对患者进行询问，以防遗漏或发现患者没有意识到的疾病症状的问诊方式。例如，那名主诉眼睛不舒服的患者，只是以眼睛的症状为中心表述了自己的症状，但他还有没有影响到眼睛的全身疾病？为了防止遗漏，便要对患者进行全部（身）的症状了解，这就是 ROS。

与此相对的汉方也会考虑，出现了眼睛的局部症状，也可能会是全身的功能失衡造成的。因此，采用通便或应对其他生理问题的方法加以解决。由于月经紊乱的问题，眼睛可能会出现瘀血（血液循环不良），也就是说，一看似乎是与主诉毫不相干的症状正是解决的手段。

在反复地询问当中，会获得来自患者的各种信息。有些则是我们都没有料到的情况。例如，主诉"眼睛不舒服"，作为医师的我们却开出了改善瘀血的处方，患者服药后反馈自己的"睡眠也有了改善"。实际上，患者的失眠才是他最大的问题……这样的临床事例举不胜举。

增永静人讲过，"人们能够看到的存在，实际上是由于看不见的世界在支撑着。"也就是现在人们所说的"冰山一角"。于是我就常常在想，自己在使用汉方诊疗之始，就实际感受到这句话的含义，瞬间就明白了许多。换句话说，应当是以身体非常明显的体征主诉前来就诊，但由于平时对家人的照料已经心身疲惫，在说起自己的就诊原因时，便只会是说出最明显的症状。

这样一来，如果谨慎地进行西方医学的 ROS 方法，也许就会发现患者身上没有发现的问题。那么，在心理与社会层面上开展 ROS 项目，会是什么样的结果呢？也许就是花费了过多时间，但效率低下。如前所述，患者的问题不是我们预想的那样简单。而没有预想的事情就无法使用 ROS 方式进行询问。特别是诸多因素被隐藏不见，或是患者本身根本没有发现的事情。

怎样发现盲区

如果将患者患病的因素全部使用 ROS 进行筛查一遍的话，从中分析患病的原因、确定介入治疗的方针、评价治疗后的效果、再进行纠正性治疗。这个过程不断反复、也就是不断矫正治疗方向，不是很好吗？

实际上，"治疗者没有发现患者的地方是很多的"。按照分析原因、确立介入疗法的方针、进行评价的方法以及再矫正治疗方案，其有效性还是值得怀疑的。这种方法对于"能够看见的"范围是有效的，但是对于"看不见的"部分存在着重大问题，并且与患者息息相关的话，忠实地按照方法进行治疗，必然会造成失败。

"这样努力了，为什么还是不好？"唱独角戏般地、一个人瞎卖力气的愤怒也无济于事。如果将这样的情绪发泄给了患者，那么至今与患者建立的信任关系不就会了断了吗？对于患者来说，应尽可能避免失去与治疗者合作的机会。

患者也是生物体，无论看上去治疗效果处于某种的胶着状态，也是会随着正确治疗的进展，有一点点向好变化的。或许下一个解决了的时间点就会到来了。如果在这个时候切断了医患联系，对患者好吗？

我认为这不是应当提倡的"作法"。

对作法没有目的

联想茶道就会明白，作法是根据具体的行动和行为的指示所构成的。

茶道与品茗会原本是对参加者表示"款待之心"的活动。也许初衷是表达好客之心，提供殷勤好客的，但是作法的水平因人而异，并不都是为了"感谢参加品茗会"或为了收取"赠送用心准备的礼物"。仅仅是在现场举行"把茶杯向右转三次""把小绸巾这样叠起来"[①] 等非常具体的要求构成的活动。

这个要求涉及详细的细节全部都正确地记录着并遵照执行，而且是最难的作业。因此，我必须在医疗实践中遵从上级医师的要求一遍一遍地"演练"。

如果"作法"使用了过多的细节，就会产生"我们平时真的这么殷勤好客吗"的疑问。把茶杯向左转或向右转，是给参加者以什么样奇怪的心理暗示？也许真的是有暗示吧。我想此时的"作法的思考"与"方法的思考"是有很大的区别。

如果方法的思考是与殷勤好客的目的有联系的话，应当马上放弃。如果是方法的专家，也许会对将茶杯向右转及向左转产生心理的影响，打出具有何种不同记号的评价。也就是说，所谓方法是在特别强调目的的意向，以寻求看到目的的结果。

此外，"作法"没有那么强烈的目的性。学习茶道的人反复地做同样一种动作、举止的练习，我想这个作法自身就是目的。一问到为什么要做这样的动作举止，对方常常会回答："是与下一个动作相联系。"这种拿出非常有气势的"殷勤好客"和"款待之心"的动作与举止，在进行科学的验证之后也看不出有什么实际的意义。

但是参与者们每次都精心坚守着这种作法，而且漂亮地达到了主办者"殷勤好客"的要求。这样细致入微的作法在整体上充分表现出了"款待之心"的真诚。

---

① 译者注：两个动作都是日本固有的敬茶程序习俗。

茶道的作法在战国时代就成立了，此后在构筑太平的江户时期的确也起到了一种作用。我认为在长期的战乱受到了伤害的士兵与平民，茶道不失为一种精神疗法。

谦虚是最好的作法

一看这样的作法，马上就会明白内容是非常简单的，就是从来没有做过的普通人也可以做得非常相似。在茗茶会上需要做的这两件事情，即转茶杯和叠小绸巾的事情，练习一下就可以做得很熟练。"哎呀，就是这个样子啊！"也许自己也会对自己的熟练程度感到惊讶。说白了，所谓作法的技艺，就是在举办茗茶会时一连串的漂亮动作，也不能拖泥带水、应当是行云流水般地完成。这需要很了不起的功夫，而出色的功夫，初学者是无法理解的。

如果作法非常熟悉，仔细察觉出与达人们还有着细微的差别，就会要求自己不断地提高自己的作法水平。一开始仅仅记得确定的操作程序而举行精准练习，但是遇到了上级师父在场、季节与天气的变化、来客的不同等因素，还有转轴的选择、选择什么样的插花样式，都是对功夫有着细微的差别要求。如果没有对上述因素的把握，就不会产生预想的结果。这是我对作法深奥之处的实感。

对这些预测的困难程度是不言而喻的。无论怎样进行反复练习，只能够领悟出里面一两点的深邃。将此领悟到的技艺努力应用到下一次，也只能对表演极致的达人说是望其项背而已。

如此这般严格苛刻的作法是世界级的技艺。尽管像我这样的外行与茶道技艺高超的大师同坐，应当是突然感受到压力的。面

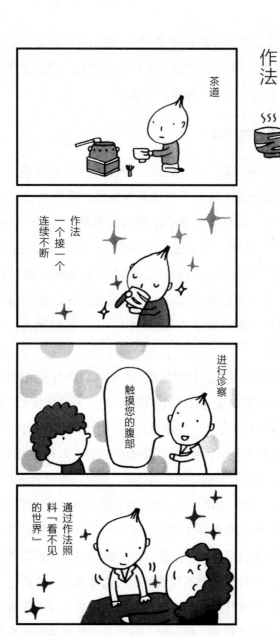

对长年钻研茶道而具有独特风姿的大师，我也不得不正襟危坐，显示应当具有的、受到大师款待的坐姿。"请用世界级的茶水，一起学习作法吧。"完全显示出了这种态度，就会感觉茗茶会上出现了一种令人清爽的氛围。

"我可以完美地叠好小绸巾，是因为我用心感悟到了！""无法理解茶之心的作法者，将会破坏今天的茗茶会氛围！"当然茶道的大师不会道出如此的话语。"作法的达人"是达人，却完全表现出了非一般人的谦虚。也许如前所述，由于会出现无法预测的状况是很多的，所以才会采用谦虚态度吧。

方法达人傲慢不逊吗

与这样的作法世界相比，"方法"这种事情越是巧妙，结果越是鲜明。比如一看见某些举动就会说："这是一般人做不来的！太厉害了！"如同临床上看见了一名超级棒的外科医生，用手术刀解剖和漂亮的缝合时，就没有人敢说"这个我也行"吧。

作法的世界将非常深奥的东西向初学者打开的时候，方法的世界对于初学者来说，门槛就显得非常高了，而且要求的技术目标更高。例如，漫画里"怪医黑杰克"般的天才外科医生，也是经历过多次失败磨炼之后，手术成功率才接近100%。与"作法达人"惊奇的谦虚相比，"方法达人"看上去也许是傲慢不逊的。

我再次重申，"方法"的有效性，只有当前出现的状况原因，以及必要的介入、预测的结果等，这些都是发生在非常明确的情况下。患者的周边发生了什么没有把握，出现这样不明的状况的原因也是无法解释的。这么说，"方法达人"全都是傲慢的，但是我实际遇到的手术高手却都是非常谦虚的人。恐怕在一般人不曾知道的情况下，难以想象这些达人也有过多次从困难的境地中摆脱出来，成功地结束了手术的"走麦场"历史。"因为我没有失败过！"外科医生没有陷入过无法预测将会出现怎样的状况而完成了手术，这大概是存在于小说里的"高手"。

方法是行动的产物

精神科医生中井久夫曾说："无用的也是医学的进步。""没有侵袭性就没有与患者的联系，就什么也做不了了。"例如，对新入院的患者上前握手迎进病房；为了镇静而给他注射镇静剂的时候，必须先对患者讲明注射后将会要进入混沌的状态再行注射。

这时就像怪医黑杰克一样，"方法"的行为并不鲜明。"每个都这样做吗？"然后七七八八地做完，这时每一个患者也就平静下来了。如果目的性不明确，不是期待很快就能够看到结果而勤苦地去做，通过这种积累也可以表现出热情好客。在这一点上，也可以认为无用的是与医学、具有治疗效果的一种作法体系。

一想到无用的部分反而成了大事，我便注意到这一点与汉方药多少有些类似。

这是迄今为止半个世纪以上的事情。当时几乎没有针对高血压的特效药物，只有利血平（利舍平）一种有效的降压药。利血平是来自印度的一种叫做"蛇木"（又称桫椤、七叶树）的生药，是 1952 年从其中提取出来并且成品化的。现在蛇木已经成了印度指定的濒危物种，已经不能作为生药使用了。当时却是治疗高血压最受好评的生药。

现在几乎没有人再使用利血平了，倒不是因为它的来源是濒危物种，而是利血平的不良反应会引起很严重的抑郁症。印度的蛇木自身并没有不良反应，但是提取制成"利血平"后，它的"不纯提取物"失去了预防抑郁症的作用。

这样一来，由于生药具有多种的生理活性物质，如果将生药混合后的汉方药就会包含了更多的成分。如果具有明显有效的成分，会有怎样的效果？真正有必要的而又不清楚的成分会有很多，也会整体地发挥效果。

此外，分离成单一成分的西洋医药，的确是"方法"的产物。也许就成了"排除掉与来自作法直接链接目的的部分，从生药里除去夹杂物而被分离的产物"。

"方法"经怪医黑杰克精炼后，变得更加强力。这就仿佛从生药分离后的成分纯度越高作用也越强一样，而其反面，即不良反应非常强。由于"方法"具有人们所看得见的作用，还是被人们接受而介入了治疗之中。这种介入增加的强烈作用必然会产生自然失真的效果，也就是不良反应的产生。

看得见的部分是有效的部分，我无法采取应当放弃"方法"的立场。回到医疗层面，对于 CT 显示清晰的肿瘤，或者经过细菌培养明确感染，正确的方法是治疗。化学的药物存有一定的有毒害素，而天然的物质比较安全。尽管理由是显而易见的，但西方医学的"方法"依旧没有放弃对生药的提纯的作法。

正如增永静人所说的，人类是由看不见的世界支撑着而存在的，远比看得见的世界占据着重要位置。在关照不能看见的世界的情况上，我认为只能用"作法"与患者交往。

10 无形世界的治疗论

无家之人

我在做实习医生的时候，接诊了一名 60 岁左右的脑梗死男性患者。据说这位患者有着相当大的酒量，身体过度肥胖，看上去生活中挥霍无度。他的左手左腿麻痹，不得不辞去了工作。他经营着一家小公司，他的身份保证人是公司的部下。

当时我劝患者转院去功能康复医院。在他着手准备去医院的期间给护士站打来了电话，说他想与十多年没有来往的家人进行商量，但他对家人没有把握。

患者说他与家人交谈氛围糟糕，也是第一次对家人讲这件事情，然后又有电话打给了我，对方自称是患者的儿子。"因为我和父亲断绝了父子关系，就不想接他的电话了。"对方开口说道。

为了患者的病情，我原本是个话术很多的人，但是我对他儿子打来的这个电话却感到无语。不久我就接到了这名患者的原公司帮助他转院的员工说他已经转了院，但是很快就死在了医院里。

这名患者到底经历了怎样的治疗？

为了医治这名患者，医院采取了哪些手段？

我确定的治疗方针和要求他转院的手续是有什么问题吗？我

不觉陷入了思考当中。如果是普通的恶性肿瘤预测能不能完全治愈是困难的，与其采用积极的治疗方法不如优先考虑使用不太痛苦的方式进行保守治疗为宜。在患者家庭成员的看护下，患者平静平稳、毫无痛苦地迎来他的离世，这是医生的目标。但是如果我是这位患者的主治医生，可能不会同意这样的结局。

首先，患者的疾病脑梗死，目前还没有特效的治疗手段，但患者也不是进入了濒死的状态。其次，患者的家族成员完全没有尽力，甚至还有来自家族成员对患者的记恨。这样的情况下让患者迎来他的离世，不应是他的结局。

根据各种统计数据表明，在家族里第一个被孤立的男性，寿命非常短暂①。这名患者由于失去了与家族重归于好的希望，如同患上了恶性肿瘤一样产生了不好的预后，也许就是时刻处于濒死的状态了吧。

疾病成因的思考 1：离开局部的观察

如果从现代医学的一般常识中具体考虑，脑梗死的病因是脑血管被阻塞。如果在数小时还没有被及时溶栓治疗，就会留下后遗症。但是这个结果说清楚原因了吗？

这名患者平时不注意自己的健康，以喝大酒的形式围拢部下、支持公司事业的老板。自我健康管理的能力又不行，而且一喝酒就发脾气、使用暴力，还总是给别的女人金钱，不顾家庭。过量饮酒、身体超重肥胖、无规律的生活以及生活工作压力，都

---

① 译者注：而先于被孤立的女性则不是这样，这个结论的意味非常深刻。

是脑梗死的危险因素。

长此以往，血管内容易形成血栓，患者再不与以前的生活方式诀别，一旦反复地发生脑血栓的话，容易导致其他并发症。通过这个事例，我认为从现代医学局部论的框架考虑的话，会有许多相互错综复杂而又难以解开的矛盾夹杂其中。

我从局部论中解脱出来仍得益于增永静人，他讲过这样一段话。

单纯地观察疾病的表面现象，对于人类来说，从不健康的行为和无利可图的境地里早日解脱出来是非常必要的。从科学的立场上来看，疾病的意义绝不是单纯治病的。（增永静人《经络指压 治疗百话》，以下简称为《治疗百话》，153 页）

脑梗死的病因是脑血管的堵塞。这是观察疾病的表面现象，与此相对，增永静人说，应当考虑的不是疾病的原因而是要考虑疾病成因的意义。

那么，到底如何考虑疾病成因的意义呢？

也就是说，不是观察疾病的表面现象，相反，从社会阶层的角度观察患病的要素非常必要。这么讲有点远，但是许多的致病因素并不是直接地导致疾病的发生。

例如，脑部疾病，也许会从内脏的疾病、手脚的疾病或症状，也就是说离大脑很远的部位的问题也可能会成为致病因素。这就是考虑疾病成因意义的最初步骤。

治疗局部。大概认为全身与局部没有关系吧，但是局部却有造成全身症状的要素。治疗局部就是治疗全身。这一点可以说强调局部的重要性一点也不为过，莫如将局部视为全身。以局部的症状视为全身的责任而加以重视及治疗。这种方法太自然不过了。(《治疗百话》91-92页)

实际上，上述的思考方法，是支撑着叫做"经络"的针灸医学的基本概念。

所谓经络，就是"气"的能量通路。使用经络，遇有肩凝疾病时，可以不再医治肩部，而是找到指压的针灸穴位，如使用指压的方式按压脚的内侧进行治疗。"该部位与肩部毫无关系，使用针灸疗法有效吗？"感到这样奇怪的人肯定会有很多。但是通过铺满全身的经络沟通了全身与局部，所以即使与患部相距很远，也可以成为有效的治疗部位。

增永静人说过"不经接触肩部即可以治疗"，后来又进一步主张"如果可能的话，最好不接触肩部进行治疗"。

由于我供职的是风湿免疫科，经常会有向关节腔注射药物的时候。但是本来关节就疼痛，还要进行疼痛地注射，我就想"能不能有柔和一些的治疗方法？"这时，如果我对患者说，"将药物注射到疼痛的部位就会有效"，几乎会得到患者的理解。正如增永静人所言，如果不在疼痛的部位进行治疗，效果最好。我认为，从追根溯源局部的病因到捕捉与全身相联系的疾病，是提高实际治疗效果的方法之一。

疾病成因的思考 2：离开患者的观察

考虑疾病成因的意义第二步，是离开患部，或者说是离开患者的身体、从患者的外部关系加以考虑。具体地说是要观察思考患者与身边人的人际关系、特别是与家族家庭的关系。

> 一旦发现疾病出现了明显的局部症状，而且获知这个症状就是机体陷入了疾病状态的危险因素后，患者就会成为给家庭带来异常不稳定因素的牺牲者。（《治疗百话》167 页）

我一看到增永静人的诊疗记录，就发现他实际上还记录了许多对患者家庭事件的描述。

一名患有心脏瓣膜病的年轻夫人在治疗中，对医生说自己"得了这个病就像端着一只有裂纹的茶杯，什么事情也做不了"。做儿媳妇的患者和婆婆商量疾病治疗时，这位婆婆抱怨"生了孩子后一直卧床不起"。而她的婆婆可是身体很健硕的。

增永静人说这位婆婆"不了解心脏瓣膜病，认为就是'心脏上有了一个小洞'"，以为自己要照料儿媳妇过一辈子。但这位年轻的夫人使用指压方法进行治疗后，身体多少恢复了一些功能。增永静人道："仅有善意而不舒畅，不自由的家庭，对这样的不治之症，如果有了一些好转实在是件好事。"

再举一个例子。

一名新婚的、患上了肺结核的年轻女性，在自己的娘家进行治疗。刚刚有了一点精神就想回到婆家去。不料，到婆家又发生了咳血、高热，后返回娘家。增永静人不解患者疾病再次加重的原因，后来得知是她结婚不到一年的丈夫早已有了喜欢的女人，但在她公公的意愿下，被迫与她结婚。为此，她的丈夫从新婚之夜开始就住在了外面。

"站在这件事中间的儿媳妇无从发泄不满，病情反复，除了自己的娘家无处可去。"

数年后，这名年轻的女性便去世了。

不是寻找罪犯

看了这些记录，我明白的是，增永静人并不是要"寻找罪犯"。刚才举的前一个例子，绝不单单是说心脏瓣膜病；而后一个例子是对婚姻无望后被害者的同情。

最初是寻找罪犯的自身，目的是将全体分成七零八落再寻找异常部分，这叫"科学"的构想。对于难以诊断的病例找到名医做出新的诊断，可以说是一篇推理小说的素材，也成了夏洛克·福尔摩斯的原型，据说是作者柯南·道尔做医学生时的指导老师，而西方医学的诊断学本质就是寻找罪犯。

对此，增永静人没有采用一般的考虑，认为恶犯单方面让善良的被害者陷入疾病。被害者受到了"被害"，而罪犯却没有暴露。

我在前文提到的那名脑梗死的患者，仅仅被家庭抛弃了，就成了一名可怜的被害者，结果不就是这样吗？他被家族疏远而患上了脑梗死，难道这其中没有关联吗？这就是我的认识。

另外，由于我介绍了这名"患者"的情况，连带他的家族也很不高兴，而且诉说他们一家陷入了经济的困境需要救助，这样的状态下这名患者真是没有被照料的指望了。这个时候，要让这名患者住院，他的家族和患者便不得不一时的疏远，就算不使用什么药，他的家人也能够一段时间缓解关系吧（将此称之为"社会住院"而视为眼中钉的行政关系者大有人在，要是再寻求药物或手术治疗的方法，这种"社会住院"只能被称为"非合理的医疗行为"而受到处分了）。

无论如何，疾病不仅是对局部，而且会对全身产生不良的影响，更是出现将患者置于不良的人际关系产生恶果的现象，这才是增永静人对于东方医学的疾病观。

试验的"临床之神"

那么，不寻找罪犯，治疗者又该干什么呢？

疾病不仅仅是个人的事情，而应当从患者与周边的人际关系去看。如果只见患者也不会明白他患病是怎么回事的话，就证明了所谓疾病有着许多秘而不见的因素。正如前文所述，看不见人与人之间交流与疾病有怎样的关系，也就无法找到解决疾病的方法。

在前一例的事态，我完全没有良好的解决之策和构想浮现出来。尝试了被推荐的治疗方法却完全没有效果，而且出现了意料之外的不良反应。更是运气不好，极端的并发症又发生了。我为什么必须受到这样遭遇的结局呢？不应是自己想招致这样的结果吧。

肯定是"临床之神"在作祟，它在考验我们！

这么一想，理解此经验的人肯定不只是我一个人，增永静人也是一位。因此，不要被"临床之神"的考验而苦恼。

疾病成因的思考 3：离开因果的观察

的确，增永静人在进行四诊的时候常会指出，患者自身也没有注意到身体出现的异常症状，用指压会出现惊奇的效果。然而这并不是表明他是"治疗的天才""神之手"，可以轻松地从外部魔法般地介入从而出现的效果。

一看增永静人不可思议的诊疗记录，就可以感觉到他具有超人的直观能力，可以解读被隐藏起来的"疾病的苗头"。但是仔细一看，实际上并不是这样的。增永静人总是在问自己：为什么自己会遇到这样的患者来为他进行治疗？

当时，增永静人正在为一名从遥远的美国归来的、患有半身不遂疾病的患者进行治疗。那时，他说仿佛听到了一个弱弱的声音。

> 对于经历不那么顺利的人，我采用什么样的方法治疗呢？不，我遇上什么样的患者，这都是上天的旨意吧！（《治疗百话》51 页）

按照时间顺序考虑的话，得病后患者会去找治疗者；而将疾病视为"临床之神"工作的话，患者与治疗者相遇的因缘就是疾病。反过来说，是疾病，而不是患者使得其与治疗者相遇。

如此这样，抛开因果关系来看，认为"治疗与被治疗的关系不是在实质上变得相反了吗"，而我认为可以将疾病的意义视为第三。

增永静人的治疗态度是将患者置于第三人的位置来分析，绝不是上天的旨意从外部介入的。我认为这是更为广泛的"作法"的世界赋予。也就是说，治疗者站在与患者同一个水平面上，成为与患者被同一疾病苦恼的人，处于与患者为同一部分的立场，在"临床之神"之侧接受考验。

或许"临床之神"时时将治疗行为告知了治疗者。我在第一年的实习医生期间也有过没有把握的时候，受困于无力感。冥冥之中有一个声音在告诫我："你们做出的诊断和治疗，真是只看见极小的世界范围却骄傲起来……"，一定要警惕这种现象的出现。

实际上，我遇见不多的临床经验丰富的医师们都说过："经验是越积累越多，自己反而出现了癔症。"这样的作法达人处于何种境地时，都会非常谦虚。也许我应当永远做个普通人，长久地研究医学。

放弃成为专业人士

作为指导者和监督者的增永静人对没有社会经验、初次行医的人取得如此令人惊奇的效果十分吃惊，同时指出，要放弃专业的追求。下面就是他的意见。

在专业能力下开展治疗，所以我就很容易出现成绩。治疗的是患者自身，但是使用指压技术进行治疗发生的错误可以举出几个事例。说到底，"观察证候"是尊重患者的生命，遵从这一点是非常重要的。有证候和没有证候不是第一要义。（《治疗百话》301 页）

如果站在不去寻找罪犯的增永静人的想法上，对迄今为止获得的各种各样东西，断了念头是非常必要的。

断了念头的作法

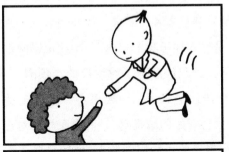

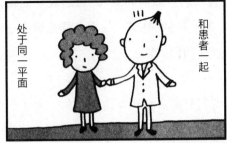

和患者一起

处于同一平面

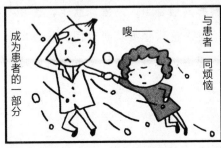

与患者一同烦恼

嗖——

成为患者的一部分

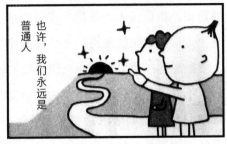

也许，我们永远是普通人

首先，不能对追求专业死心。专业是与治疗成绩和金钱具有对等价值的，以及要满足患者的需求。用与患者同一水平的视线告诉患者，"前方是什么样子我不知道"，不能承诺回报。

因此，在时间点上已经放弃了对治疗的"预测"。纵然还预测什么，而且怎样传递给患者，还要思考"患者接受了会怎么样""患者接受了后会有好的结果吗"。西方医学要对患者解释手术重要性，要获得患者的"知情同意"。虽然只要依靠说明了要点就可以获得金钱，即"知情同意"了，但是增永静人说明了"预测"和"外观"会产生的侵袭性。

尽管自己的判断有多少次都是正确的，为了证明这一点也不应当追问患者求证。

在击中了箭靶的场合下，患者沉默了，也会因惊奇而将自己关闭起来。这个时候需要花费时间，从根本上努力，把自己的想法告诉患者，从容地等待患者情绪好转。（《医疗百话》100-101页）

放弃能动性

如果没有专业的意识，指压技术也就没有任何的意义了。技术的巧拙优劣并不是决定治疗效果的最终因素，因此没有社会经验而初次行医的人，要提高治疗效果可能会出现相反的现象。

这样的事情在外科手术上是绝对不会考虑的。寻找罪犯、将罪犯切除掉的外科手术，绝对是要追求世界水平的优秀技术的。对此，指压却不需要特别的器具，只是以手为工具，接触到肌肉的最原始治疗方法，不需要至高的技术要求。

我曾经几次出席过指压技术的讲习会，也曾经被上级医师指责过"力道过重"。这位上级医师在为患者做指压治疗时，对我说："瞧，手指力道到此为止，或多少加上点体重就可以了"，而且也让我见识了他的指压技术。

我也听说过极端相反的事情。也许这位上级医师一直把我当成了"没有社会经验而初次行医的人"，而且我的确也受挫于"没有社会经验而初次行医"。

力道和技术，加上患者能动地介入治疗自己的疾病，这是专业的思考。没有力道和技术的作用，患者的疾病肯定不会见好，治疗也没有效果。如果有了力道和技术，外行也可以治疗疾病……许多人会是这样认为的吧？

对此，"手指力道到此为止"的上级医师的话，就是放弃了患者的能动性。没有技术也没有手的力量，不可能"仅仅接触皮肤"就会产生治疗的效果，而且放弃了患者的能动性也很难做到，也就是说，仅靠治疗者而没有患者的配合（能动性），不经过一生的训练是不可能的。没有经过训练学到的任何技艺，又放弃了在治疗过程中来自患者的能动性是不可想象的。

增永静人作为治疗者，更是将能动性用"我"这个字来表达。"舍弃我"而不是依赖患者的能动性，作为治疗者来说是最为必要的特质和最高的境界吧。

舍弃我 = 被折腾

"舍弃我"，不是夹在治疗者与患者之间的边境线相互帮助的构图。作为浑然一体的结构，一个复合体还能够合成另外一个复合体。不，也许说"是不得已"的吧。患者为难的时候治疗者也会感到为难。如果患者抓狂，治疗者也会变得抓狂。从某种意义上讲，就仿佛看到了治疗者"被折腾"的样子。

在西方医学的教科书里，特别是精神医学的教科书里，更多写的是"治疗者要保持平静""治疗者绝不可以被患者的情绪带动"，并且一再强调被折腾是无益处的，与害了患者是等同的。

被折腾的确是件白费力气、徒劳的事情。

由于患者是带着困难来的，他们坚信"必要是发明之母"，四处寻找有能力解决这些困难的人，这是患者们自然要做的事情（可以想象，缺乏动力的人也是不会找到治疗者的）。承受了长年的磨难、持有某种人格偏见的人，赌上了自己的生存机会而内卷于周边环境。迄今为止，这样的人为了生存也可以千方百计去获得某种生存资源的。

临床现场，许多与患者相关的治疗者"卷进了患者的被折腾里"。治疗者多少有些回避的企图也是可以理解的。迄今为止，我对"被折腾的体验"就做得不好，还是一名不合格的治疗者……根据增永静人"无论什么样的患者交给我来诊治时，都像神灵一样对待"的说法，我应当承认自己与这个标准是有差距的。

对于患者而言，是"希望尽快摆脱长年与疾病胶着的状态而出现好的转归"，但对于治疗者来说，是"遇上了难题，更是给我了一个钻研和成熟进步的机会"。当然也不是这么简单的吧。反正在这个故事里，可以看到无益的"被折腾的体验"，也许对患者、对治疗者都是必要的过程。

祈祷的意义

这是我与多数抱着对治疗精神病感到非常为难的精神科医生说话时候发生的事情。一位精神科医生对我说:"怎么做都不行。这些精神病患者要么就是服药过量,要么就是自杀未遂。坦率地说,这时我也不知道该拿他们怎么办了。"我半开玩笑地说道:"让他们来生再做个好人怎么样?"

其实我并不相信人生轮回或来世之说,但是当我看着这位一流的精神科医生抱着头发愁的模样就在想:很遗憾,当前的治疗技术无法解决精神疾病,但也不能像扔汤勺那样放弃精神病患者不管。到底怎么办呢?

在这个时候只有使用最原始朴素的方法去控制。使用控制精神病患者的非常手段马上就可以见效,但现实还是尽量避免如此。"那么说就是指望不上了",这就是我说的等到"来世"再说的悲观论调。

那么放弃成为职业、放弃技术、放弃能动性、不再设定目标和目的地,治疗者还剩下什么了?

我觉得仅剩下前文所说的"作法"了。

不能马上就看到有结果的介入和不能期待结果的介入都不是"方法"。但还有笨拙的指压手法,即依靠手指的力道期望将紧张的肌肉松弛下来的"方法"。"只是去用手碰""手指的力道到此为止"的达人指压技术,就是指压行为产生对于自己身体有无效果的结果。

我认为,这绝不是"方法",只是与此相配的"作法"而已。

终　章

我的方案

我成为医师已经 10 多年，每天在门诊室挂着风湿胶原病和汉方门诊两块公告板，完成当天的工作。但是我对于西方医学与东方医学的"融合"，或是说现代医学与替代医疗的"整合"还没有一定程度的意识。

目前为止，像"证的科学阐明"为代表的口号一样，医学越来越有迫近东方医学的趋势了，而且西方医学的科学性、合理合法性设置的高墙壁垒也越来越被世人所接受了。这样一来，我们不得不感叹与西方医学之间的阻隔成了常态。

但是，通过许许多多的汉方研习者的努力，阐明汉方的科学性也取得了不断地进步，状态多少有了一些改观。在这之后，我觉得西方医学方面对于汉方及东方医学的偏见已经出现了动摇的趋势。

怎样回答"不过是疼痛"

前些日子，我参加学会（2014 年日本风湿病学会）会议期间就强烈地感受到了这一点。我在会上进行了题为"无炎症的类风湿关节炎疼痛的真面目"演讲，会议原定为 1 小时，300 人的会场显得座无虚席。

10 年来，风湿病的治疗已经取得了很大的进步。以前关节肿大，渐渐发展到关节破坏而无法行走的患者，现在已经在相当程度上得到了救治以及功能的挽救。而且在防止关节被破坏的早期开始治疗、对于巨量的免疫抑制剂的使用采取彻底限制的认识，专家们之间也取得了一致意见。

然而，"采取彻底限制"还是比较困难的。这是由于血液检查出现的指标"过于敏感"。例如，检查时，手指尖的小关节会有轻微的肿胀，而血液检查的数值却在正常范围内。指关节虽然很小，但是对患者的日常生活却具有很大的影响。即使血液检查完全正常，我们也建议依照患者的主诉而进行必要的治疗。

但是，对于完全没有客观的验证指标和看不见的十分痛苦的症状出现时，应当怎样进行治疗？在临床一线的医生们也对此感到非常的困惑。使用放射线进行诊断可以反映出疾病的实体状态，血液检查值过多地逃逸出正常数值的范围也要考虑对症治疗（处理）；然而如果主诉的实体经由放射线检查没有发现病变的场合下，那就只好无路可走了。关于这次的"无炎症的类风湿关节炎"研讨会，反映出了这些处于无法治疗的苦恼之中的患者的真实状况。

即使没有目的地，也要行动

学会在关于"无炎症的类风湿关节炎疼痛的真面目"主题的研讨会上，也展示了许多的海外论文，并进行了说明。目前已经掌握了破解疼痛的重要钥匙。

所谓破解，实际上是对疼痛将来应采取的对策。也就是说，如果持续地疼痛，疾病会不会渐渐地恶化？而且患者对于无休止的疼痛没有采用治疗措施的无可奈何，其结果患者囿于疼痛而不再行动，导致肌肉发生失用性萎缩，而肌肉的减少反过来又会增加对于疼痛的敏感，于是便陷入了这种无尽的恶性循环。

这样一来，就会出现风湿病的无治，或一旦进行治疗会陷入疼痛的僵局而失败的结果，从而引发恶性循环的不幸局面。当然，也有风湿病患者不会发展到这种地步。关于这样的结局不同，论文中陈述原因时归结为遗传体质和应激状态的不同等环境（外界）因素。

在这些对治疗困难抱有痛苦的患者面前，医学已经不得不将局部论放弃了，开始考虑"疼痛的意义"。一些开始思考看不见的世界非常有必要的医师也多了起来。我从会场的热烈程度就深深地感到了这一点。

那么，如果应用东方医学治疗风湿病的经验的话，可以轻松地解决掉吗？我并不这么乐观。在这里我借助增永静人的一句话，"探寻看不见的世界"不过是东方医学的手段之一，就像诘将棋一样，现在还不能准确地找到达到目标的道路。

"这个手段比较了不起……"，只是我在内心里想的，我问了使用四诊诊断方法的患者，这些患者在接受了四诊的诊断方法中，他们体会说"还是第一次感到医生非常谦和、非常谨慎的手法"，因而从治疗开始就不断表示感谢之意。如果设定了什么样的目标，不用说只要稍微改善了患者的疾病状况，患者们也是会接受任何的治疗方式的。我认为这就是东方医学"作法"的一个侧面。

我对便秘的作法

再举一个实例吧。

患者的疾病诉求中，常常有便秘的苦恼。这时，他们一般没有其他的症状，那么我就得先解决便秘问题。于是，这成了我每次应诊时常规询问患者便秘状况的作法。

经常便秘的患者，对解决便秘有效药的希冀确有实际的感受。如果稍稍解决了便秘，全身的状态也会发生变化。便秘的患者对于这种痛苦也常常诉说有"接近生理的疼痛""类似于腿痛的倦怠感"的时候。开始发生便秘疼痛时，患者只是诉说痛痛痛，我完全不知道应给患者使用何种汉方药。一旦解决了便秘后才想到"这个药怎么样"，而且会再回忆这个药方的名字，分析该药是不是在治疗便秘中起到了决定性的作用。

实际上并不是必须使用这个药方，作为每次诊察患者的作法，反复使用的是四诊合参的方法，然后在使用数种汉方药的过程中，在看不见的世界里出现了偶发的症状变化而必须进行药物的调整。若要变更处方，在下次门诊时会对患者说"这次换成更合适的，好极了！"这是我内心最高兴的时候。"其实我已经在公司辞职了""实际上我已经搬家了"这样的话一说出来，我就会想到，"哎呀，比起汉方药来，外界环境的变化也是很有用的啊！"不过，这会让我感觉实在是我的失败。

另外，也不限于疼痛。治疗便秘时，患者诉苦，也是屡屡发生过的。汉方药理学的专家们对我讲过，说"大黄（具有腹泻作用的生药）里含有的某某具有镇定作用……"，并说这是治疗便秘产生精神安定的直接原因。但是我觉得这些多少有些不同。

汉方医使用四诊合参的方法接诊患者，同便秘一样从表面表现出来的可以看见的细微症状，其实是患者看不见的世界里内部变化变动的效果。而我理解，这个结果会引导出没有预想到的患者的环境变化。根据场合的不同，容易与环境的变化联系到一起。

看不见的世界里的变动、没有预想到的患者的环境变化，于是产生了自我治愈的能力。这种作法的医疗技术，可以说根本的依据就是身体自我的治愈力。

在过去古方派的汉方医，非常提倡对于患者出现的"（发）汗、（呕）吐、（泄）泻"症状，全部采用让患者发汗、呕吐和继续腹泻的方式，即将体内的毒素赶出去而治愈疾病的学说，即"万病一毒说"，而且主张不需要使用增强体力的汉方药，如药用人参。他们认为一旦将体内的毒素赶出去，随后最好由自我的治愈力完成痊愈过程为宜。

与时间为伍

这种作法的推动使我们进入到看不见的世界里，可以依赖自我治愈力等待疾病的痊愈，但是治疗者需要具备忍耐的必要。所谓"方法"就是要追求问题的解决而穷尽全部的手段；而"作法"则是没有彻底地、最终地解决这种概念。这并不是"作法"忘却了宏大的目标，而是用自己的侧目观察，避免陷入不分左右、迷失方向的境地，一味地等待着哪一天患者又找上门来。

增永静人对于等待的重要性，说过以下这些话。

西方医学的医者，认为自己是"主"而患者是"客"。所以无论多少患者在等候着，他们也会平心静气地让其等待着。但是东方医学的治疗者们则是站立在等候者即患者的一侧，是以患者为"主"、治疗者为"客"的思想。(《治疗百话》283页，有部分改动)

实际上，即使在西方医学里，也有在观察某些肿瘤进行"watch and wait"（观望）而不进行治疗，以观察病程的变化后再采取适当措施的观点。但是这个理由是基于"无论进行了早期治疗或是晚期治疗，其预后都是一样的"的观点，认为今后一旦开发出了更加有效的药物再进行早期治疗，会更好地发挥出药物优势。如此说来，"没有办法，只好等待"的"等待"的观点，则会给人一种负能量的感觉。

肿瘤疾病，一般来说，不会出现多么大的症状时就会被发现，如一般性体检时也会发现。所以，通过"过程观察"是比较容易的选择。当患者在非常强烈的诉说的情况下，才会采用作用比较强的药物以及治疗手段，但可能最终会招致药物不良反应的产生和造成机体某种程度的功能障碍或损伤。为了解决这些矛盾就不得不再增加其他的药物进行对抗或消除产生的不良反应以及损伤，也就是形成了一种无解的恶性循环之中。

此外，起效慢而花费时间比较长是汉方药的特点之一，也可以说是东方医学的某种缺陷。以古方派的汉方医为中心也出现了持不同观点的人。他们认为，"汉方药也可以很快起效""治疗慢性病虽然时间较长，但是像感冒之类的疾病，早期用药还是较之西药可以更快治愈的"。我认为正如本书前文所述的，事实就是这样。如果汉方药起效慢，是不是可以将疾病慢慢地、充分地进行治疗，这不正是汉方的长处所在吗？

前面我们讲过的"无炎症的类风湿关节炎"的问题，在药物疗法上为了彻底消除症状，即便是我们使用最先进的精准定点治疗的药物，也会浮现出来一些问题。除了出现血液检查的异常值有变好的趋势、关节肿胀明显消退、骨与关节周围组织看不见的损伤的恢复效果外，时间还是需要很长的。尤其是精神紧张、压力大以及个人体质异常的因素导致的疼痛无解的情况，也许需要花费更长的时间。

类风湿关节炎这一例，就可以证明看得见的世界与看不见的世界是共存的。对于看不见的世界来说，将时间视为自己一方的处理是非常重要的。

所谓"作法"，一个个都有具体的、多方面且复杂的脉络，可以用不胜枚举形容。如果冗长的解释"将时间视为自己一方"的话，是很难理解的。其中一点是要在行为动作上谨慎进行期间，时间就会不断地划过，换言之就是"间隔"。

另外，我认为"方法"的医疗就是"没有间隔"。这个道理是当炎症渐渐地严重起来时，会由于出血而导致血压下降。这种情况下，"方法"的优势就会显现。也就是说，只有"方法"可以制止住这样的变化，即将时间停止。但是在按照"方法"的指示去做、达到目标的期间，对完成使命后怎么办就不会有任何的指导意义了，所以时间停止了。

从"动态的健康"到"动态的生命"

当治疗达到了目标而终结时,即一旦定义为"没有疾病的状态＝健康的状态"时,所谓健康就成了这个状态为无时间的概念了。"一直健康的状态时间便停止了",也就是说,如果没有出现疾病的反复、一直保持着无病的状态就应认为是健康吧。

屡屡收到来自患者方面的询问:"我的病是不是完全治愈了?"在这样的情况下,所谓"治愈",并不是指过了一段时间没有再出现疾病的症状。因为停药后有疾病可能会再次复发,所以我认为应该说是进入了动态的健康状态。我自身也认为"从根本上解决自我免疫疾病、实现真正健康,仅仅是说抑制住了免疫反应而已。即使是使用汉方,也不可能超越西方医学而彻底解决自我免疫疾病"。这也是我开始学习汉方的原因和动力之一。

但是在我接触了古方派以前的东方医学和增永静人的思想过程中,也在思考在对东方医学的认识上,所谓的"根本的治愈"和"最终解决"的说法,是不是假设的概念。增永静人在离世前对夫人的遗言的最后部分,说他究其一生得出的结论如下。

人类扭曲的事情常有,没有也就没有了生命。人类出现之初就有了善恶的扭曲,所以才会有人类的存在。(《经络与指压》407 页)

完全没有扭曲的状态,是过与不足之间稳定平衡的状态,也是距离患病最远的安全距离。如果一直是动态平衡着,实际上和死亡了一样。"扭曲了再复归平正、扭曲了再复归平正"，周而复始的重复过程，才是具有自体生命的人类。

东方医学并不是将"动态的健康"视为目标，而是将生命视为从"动态的生命"出发。机体发生免疫反应剧烈而产生炎症时引发了自身免疫，唯有此可以排除那些难以对付的、刁钻的细菌和癌细胞。也就是说，免疫反应常常是为了适应机体的内外环境变化而不断地摇摆不定，恰恰是这种摇摆不定才影响、支撑了生命的延续。医学也将在这种摇摆不定中继续着……

我认为，东方医学漫长的历史就是告诉了我们这些。

答疑篇

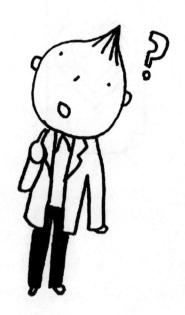

Q1 汉方能减肥?

常常碰到怎么看都偏瘦的女士问"有没有减肥的汉方药",怎样回答?

东方医学的理论,最强调的是身体的阴阳平衡,也就是接近"健康状态"才是第一目标,所以没有"偏瘦的人再进一步减肥的汉方药"。对于身体肥胖的人,有减肥的汉方治疗方法。体重指数(BMI)在 22 左右时,属于偏瘦的人。对于偏瘦的人,汉方药里是不能够再加入减肥药物的。

例如,稍微偏瘦的女性一般来说会因皮肤问题而前来就诊,并且希望使用汉方药进行调理。在这样的情况下,我就会对她们说:"停用减肥的汉方药后,皮肤就会恢复到最佳状态,当然体重也会有所增加的。"于是她们会非常痛苦地表示:"体重增加可太不好了。"但是我觉得更多的女性会表示"体重增加会使皮肤变好,那还是继续使用汉方药调理吧"。

恐怕在汉方治疗之初,没有人认为自己的身体状态是"不好的"。与其说感觉自己的身体状况,更担心的是体重指数,而且注意力都在"可以看到的那部分"。于是使用汉方治疗开始时,食欲好了、早晨能够起床了、每月的生理也变得有规律了。这时才注意到在使用汉方调理皮肤状态之前，没有胃口、食欲差、早晨没有精神起床、生理不调等"看不见的部分"的异常。

有一个最极端的例子，某个演艺事务所，他们设定了从业女性的最高体重目标。因此，事务所的女性都比较偏瘦，只是有一名自己不那么偏瘦而前来洽谈使用汉方药减肥的女性。而且这位女性一再强调是"自己抵抗美食的诱惑意志薄弱，不是不想减肥"。

我对她说："你们同一个事务所来过几位，身体状况都不是特别好。而你是她们当中看上去最健康的一位。我认为你保持比常人好一倍的状态，不要减肥为宜。而你并不是意志薄弱。其他女性最不幸的事情就是她们无法保持在一个最佳或说最适的状态，也许她们真的达到了事务所要求的最适的体重指数，就会出现健康上的问题。"

在东方医学，有一个将身体分成三个部分的"三焦"概念，即上半身为"上焦"、胸部到肚脐为"中焦"、肚脐以下为"下焦"。

东方医学认为"上焦"是理性和知性所在之处，也是五脏论中所说的"肝"的支配区域，是由于愤怒而表现出肝火的地方。所谓肝火是"肝郁气滞"时堆积了肝气能量的状态，容易出现"气血上头"、怒于上焦以及其他应激状态。

中焦被认为是思考与情感之处，在五脏论里属于"脾"的支配区域。闷闷不乐、想不开，不爱表达心情，以及很少吐露情感，即担心"露馅"不言语，是中焦动作的表现。

下焦是"意志"存在的领域。在五脏论里，是由"肾"来支配的。我们经常说、也经常听到"气存丹田"，指的就是下焦部位。

如果下焦贫弱、缺乏动力，就不会"从心底发出声来"。

如果换一个说法，三焦就是知（上焦）、情（中焦）、意（下焦）的意思。东方医学将三焦的功能进行了整合，为的是将知情意保持平衡的状态。

最近又出现了重视外表的趋势。这个说法是"人的外表都是合成的"。我认为，上焦还偏于与人格形成和与人才成功相关联。在五脏论里，"肝"是与目即眼睛相关的，而用眼睛所能够看见的人的部分只是外观，即容貌、体型和体重。如果偏重上焦，就完全忽视了中焦与下焦的作用。

最近我们在电视新闻中看到的多是中焦贫弱的人，即"脾弱"而表现出情感的不安定；如果下焦贫弱就难以"从心底发出声来"，那么艺能表演、歌唱家就难以出现大家。为什么会出现这样的状态呢？我了解了一下，大多数的情况是由于社会审美的压力，即演艺公司要求艺术家们过度减肥。当时我听说是这个原因后，连连说"哦，原来这样啊"。

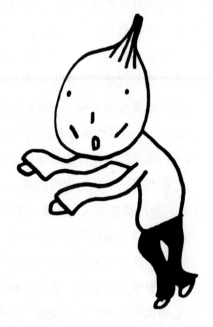

对于前来被询问的女性我劝说："与您的事业相比，出色的中焦和下焦的健康无比重要，甚至也可以考虑向能够维护它们健康状态的职业转行。"

Q2 汉方能治癌？

有人不愿用抗癌药进行治疗而寻求"抗癌汉方"，怎样应对呢？

的确，抗癌药常会出现呕吐、精神萎靡等不良反应。于是，他们便到处寻找抗癌汉方。实际上，他们希望能够找到可以缓解症状（不良反应）的方剂。

根据场合的不同，可以寻求专门从事护理和缓解机体与精神焦虑紧张和过度悲伤的医生开具麻醉药品，也可以向请求治疗癌症的主治医生开一些"可以恢复体力、缓解抗癌药不良反应的汉方药"。癌症以外患有其他疾病的也要注意，请这些疾病的专家或专门医生经常随诊也是非常重要的。

缓和癌症症状的汉方药里，补中益气汤（丸）或十全大补汤（丸）等，都具有可以恢复全身细胞元气的作用。如果全身状态恶化，可以全面使用这些汉方药。这些汉方药有可能恢复癌细胞的元气，所以要坚持适度地使用抗癌药。

随着疾病的进展，体力不断衰弱，为了患者的生存，充分使用抗癌药的可能性就会变低。这种情况下，可以使用四君子汤或人参汤、真武汤一类的汉方药。这些药并不会对恢复全身元气起很大的作用，但对于癌症后期出现的恶心、反胃和腹泻等不良反应是非常有益的。这些是主要改善胃肠道功能的汉方药，对于改善胃肠道症状效果明显，与随着病情的进展逐渐使用镇痛药的缓和性治疗相比作用非常合适。

非常困难的是，患者第一选择的是具有可以明确评价治疗效果的西方医学，然而这时又突然求助汉方治疗。

说一件前些天的事情，某人在某网站上发布了一条信息，说是"某种抗癌药对机体具有诱发癌症的作用，但是医生全都隐瞒了这一事实。所以应当避免使用抗癌药，选择代替医疗的方法治疗癌症。"我在下面进行了反驳。

过去就有"以毒攻毒"的治疗说法。得了癌症以后，一般医生可能采用非常手段进行治疗。

江户时代学者贝原益轩在《养生训》一书中说道，"凡用药及灸者，皆为不得已之下策"。吉益东洞道破："人参乃毒药"。按照他们的说法，替代医疗就不是安全的抗癌方式，所谓医疗也无非是在使用"毒药"治病而已。

放射线及许多抗癌药，都具有破坏遗传因素的性质。所谓癌细胞实际上也可以说是中途分裂失控并且是被破坏遗传因子的细胞。如果放射线或抗癌药完全破坏了遗传因子，那么癌细胞便会死掉。

也许抗癌药被人们想象成是可以消灭"癌细胞"或"坏的细胞"的魔法。实际上，如果使用抗癌药，它就会不分青红皂白地把正常细胞（即"好细胞"）的遗传因子也统统破坏。从这个意义上说，抗癌药也是"毒药"。因此，要想将这种"毒药"在不伤害正常细胞的同时仅对癌细胞有作用，就需要相当的智慧。

抗癌药的原理是破坏正在分裂中的细胞的遗传因子，当然可以干掉癌细胞了。因而抗癌药被广泛地应用到抗癌作用里。

直截了当地说，"抗癌药"＝"增癌药"。这对于医生来说是个常识，而且谁也无法辩驳。这与自古至今众多的汉方医圣将"药"等同于"毒"的认识相同。

华冈青洲非常辛苦地研究使用全身麻醉的方法进行治病，且是世界上第一位采用全身麻醉进行乳腺癌手术的。

说起来他也是一名使用汉方药的高手。他发明的十味败毒汤和归芪建中汤，对于现代难治性的皮肤病和褥疮都具有非常好的效果。他在使用汉方药的时候，对数千年的中国古代圣医的著作进行了非常详尽地阅读，积攒了厚重的医学历史知识。正因如此，他才能发明出新的汉方方剂，更是一直受到后世追捧。

他还在治疗癌症上大胆地踏出了前人所没有涉猎的领域，向未知的手术方式进行挑战。在现代汉方医中堪称执牛耳的华冈青洲没有将开发"癌症汉方"视为多么困难的事情，但是他在使用汉方治疗肿瘤的时候取得了不太大的成绩。我认为这是由于当时汉方药在治疗肿瘤上尚不精通。

我在师父花轮寿彦的门诊参观学习时，看见了患癌症十年以上并且已经全身转移的患者前来就诊。这些患者都是长时间使用汉方抗癌药进行治疗的。

这些患者在使用了数次普通的抗癌药后因为发生了呕吐、精神萎靡等症状不得不停用，而长时间使用花轮寿彦的汉方药剂后，生存效果良好。汉方药可以减轻抗癌药的不良反应，于是可以继续使用西方医学的抗癌药治疗。也许这就是抗癌药治疗的"成功模式"吧。

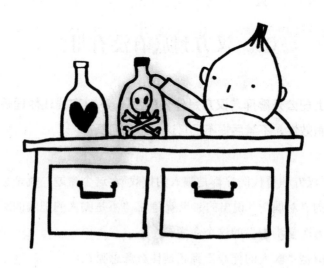

Q3　汉方到底有没有用？

上司公开怒斥"汉方是什么东西"，不料实践让他理解了汉方的有效性，不禁后悔不已！这是怎么回事？

"汉方和替代医疗都是骗人的把戏"。这个命题，就是来自伦理学的"对偶"[①] 说出的。也就是说，"不是骗人的把戏的医疗就在西方医学当中"的这个命题。

但是"骗人的把戏"到底是什么意思呢？

科学的论证必须经过严谨的过程才能够成立。其结构要明确，特别是统计学要数据翔实、经得起推敲。但是在汉方医学上，这样的论证少得可怜。因为医学是非常不确定的事情，绝不可以迫于决断就期待出现成果。

简单地说一句"骗人的把戏"就像遇见了医疗中的没有确定的事情停止思考一样。

我等一些汉方医被人说了"骗人的把戏"之后，会反问："你

---

① 译者注：对偶命题，换质位。在一个命题"若为 p 则为 q"中，以否定结论为假设，并以假设的否定为结论的命题。即"若非 p 则非 q"的形式。如果某命题为真命题，则其对偶也肯定为真命题。

在目前的医疗实践中能够解决全部的问题吗？如果留下的都是目前无法解决的问题，你会怎么办？"

被人说了"骗人的把戏"之后没有反驳的手段，要通过对患者的询问寻找到这些头绪，这就是医疗者的工作。"在科学没有证实之前什么也不是"，如果不以这样的态度着手解决患者的问题，就不会免除医疗上的责任。因此，我认为从医疗的角度放弃这个"把戏"是非现实的。

我常常问自己，是不是治疗过了全部的患者？还有没有疑难的病例？这些疑难症的患者说过什么？问了上司和同事们，他们是什么样的回答？

连周围的博士们都会被难倒的事情，就不能说被东方医学简单地治好了。使用自己没有试过的方法，也许会让周围的眼睛看到自己与患者苦心惨淡的身影。不过，在努力过后可能出现意外之外的成绩。过上一年看看，"今年这名患者没有住院"，这就是经过了长期治疗好转的证据。

你的诊疗，就不只是以医师、护士为中心的乐观效果，也让患者的家族理解了。这些人们都说"这可不是骗人的把戏""这是科学的啊"。他们是站在医疗之外的角度评价的。

更为重要的是，"这是与患者面对面的""别担心治病的不确定性，要坚持住"等对患者鼓励的话。

特别是我的上司和同事也问我："这样做没有为难患者们吧？"而患者们也将乐观效果介绍给家人和朋友，说自己就诊也当了一回演员。于是，我的门诊也因此迎来了就诊患者的高潮。

"在医疗上，有西方医学与东方医学两个学科"。以复数的角度米看，就像在日常诊疗时的左右手一样，看看医疗界和周围的评价，我想就可以得出这样的结论了。

仅仅是医疗的广度上就有多重含义的信息，可以产生各种各样的考量，还有许多看不到意见一致的领域。我认为不要坚持"只有我是正确的"自以为是的态度，而是采用谦和互敬的态度，才是每个治疗者应有的态度。

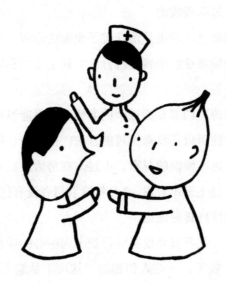

Q4 汉方是保健品骗局?

将令人生疑的补品以及被称为"汉方"的保健食品屡屡买进也不住手,怎样应对呢?

对医生隐瞒自己在使用补品或保健食品的患者大有人在。这是一些患者不愿意将自己的健康被医生"独家强占"的倾向所致。也就是说,这是一种自我保护的意识在作祟,也是为了不会招致医生讨嫌的常见作法。

的确,医者开山药和患者同时饮用补品后出现了双重的效果;或是出现了相反的效果,作用相互否定;还有可能出现了无法预料的不良反应。由此可见,医者有必要掌控、了解患者在使用补品的情况,但是接受什么样的治疗、服用什么样的药物,最终决定权是在患者。

医生应当是谦虚的,但是在完全没有充分的头绪或理由的情况下否定患者饮用这些补品和所谓的保健食品,或是同意患者服用,我认为是不认同的。当然,如果患者就是想服用某种补品来找医生商量,甚至具有相互信任的气氛是最为理想的。

尽管这样,也还是存在着服用量的多少和时间的长短,或没有将过多的费用花在治疗上而是花在了服用补品、保健食品上的问题。我认为，在此之前，还是应当向患者了解服用这些补品及保健食品的原因。

许多的场合下，患者是出于对现代的医药和社会不信任的观念，以及某些医生对患者的健康采取漠视的态度，产生了不安情绪的大背景。如果是这样的话，就要对患者讲明，补品和保健食品与现代医药一样是出自工厂生产的化学物质。那些广告里宣称的"纯天然"的物质也是掺杂了许多没有用处或可能有害的东西。也许，患者应对这种可能性去专业机构进行检证。

我们借用贝原益轩《养生训》中的一句话，补品的种类还是属于"偏性之物"。也就是说，任何的天然植物都是具有"偏性"的，而这些偏性的物质对生物体（人体）有一定的影响。如果是偏向适合身体的方向当然是好的；若不利于身体则会产生不好的影响。使用补品的人往往是一些健康意识比较高的人士，这样解释他们会听得进去。

反过来说，如果在某种程度上长时间、少量进食补品或保健食品，患者产生了一定的效果的实感，那就认可吧。

一般情况下，我会这样进行劝告的。

①比起价高的是价格比较低的。

②比起时髦流行的是畅销的。

③比起丸散膏丹的是生药，可以一样样分辨得清清楚楚的药物。

④制造商和制造标准、规格明示一清二楚的。

能够满足其中大多数条件的补品一般认为是安全的、放心的产品。至少一旦发现异常可以追踪溯源。

现在基本上是"被周围人强力推荐的"模式。本人不明就里，但是家族和熟人却极力劝诱，没有办法或不好意思拒绝……这样的事情还是常有的。当然，也有人在满足了上述 4 个条件应用补品的。不得不说，被家族或熟人极力推荐的产品，问题一般会多一些。

还有这样的情况，"熟人推荐高价补品时说，不要自己一个人用，如果家族的人都买的话，价格还会便宜。"而且还会让你看宣传册。实际上是俗称的、层层销售的"老鼠会"。

被这些戴着善意的假面具、直击患者弱点的推销者，卷钱消失跑路后，才是上当者的厄运！

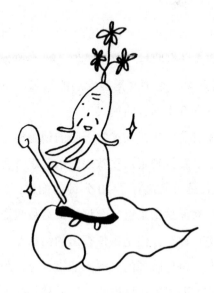

Q5 汉方处方的要点是什么？

参考了汉方的指南或指导书建议的处方，会出现什么样的效果？真是苦恼。

在明治时期的汉方巨匠浅田宗伯的治疗录里，曾经记录了患者向他问道的事情："可以快速地治疗方法和需要花费一些时间的治疗方法，哪个要好一些？"

似乎他是可以自由地选择汉方的治疗方法，但是他的要点应当是指"治疗的方法有两种"，也就是说"解（solution，解决方案）就是复数"。说起来，正确地把握疾病的状态，确定正确的治疗方针的思维是西方医学固有的模式。

数年前，我有了一次在某大学医院的精神科联盟参观学习的机会。当时将一名难以判定治疗效果的入院患者请到该联盟，先由主治的医务人员对其进行了 30 分钟的面试，然后患者退出，由其他相关人员对面试结果进行合议，最后按照资历以及经验丰富的医师依次进行评判，但是每位得出的结论非常之不同，令人吃惊。尽管如此，每位医师的见解都非常具有说服力。他们都确信，在关于治疗方面"确实这样的，治疗是有效果的"。

精神医学与东方医学的共通点，是在治疗者的治疗工作之中，要依据患者的病情变化对治疗进行稍微地调整，即"动态的双向性"。

与此相比，内科的治疗就不同了。例如，诊断为肺炎后使用抗生素治疗。但是还没等病情好转，马上又使用维生素，诊断的病名也改成了白血病……原因是被"误诊"了。

在汉方治疗上，也有明确的误用事例。但是就像登山道路为复数的山一样，我认为处方的应用方法也是复数，即采用多种的治疗方法。

吉益东洞以来具有日本特点的汉方和中国从明清时代起医学知识受到重视的现代中医学，产生的汉方流派具有许多类别，可以说两者"很难分得清""很难理解"。我被告知，如果非要找出一个正确的处方，那种感觉会如同逼得窒息一般困难无比。治疗方剂决定后，患者的反应也是多种多样。

我在任何时候都在病历本上写上数个种类的候补处方，以备不时之需。"用不上也要准备"，我认为必要时可以临时抱佛脚。

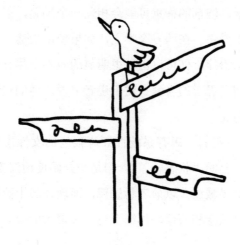

Q6 就诊患者"飚术语"怎么办？

就诊患者也有常讲专业术语的。比如，我的"状态较差""凸显不良反应了"。只要出现这样的患者，我认为接诊医师不计较就行。但是这样的患者还是总来门诊，怎样应对好呢？

的确，治疗的效果不好，或是出现了不良反应导致状态恶化的患者，一般下次就不会来了。但是有的患者继续来门诊就诊，怎样应对呢？

使用汉方方剂，不会只针对一个症状，而是针对面比较广。使用煎药的话，汤剂的称重可能会相差一个汤匙，但是大致上不会发生实质的变化。在西方医学上，如果使用快速的、一线药物或二线药物的治疗，便可以出现很明显的效果。尽管如此，东方医学还是受到了患者的喜爱。对于患者来说，他们也许是认为讲术语更容易沟通。

一位 40 岁左右、患有系统性红斑狼疮的女性患者，常来我的门诊诉说自己的"状态较差"。但是与开始使用汉方治疗相比，住院的次数明显减少。以前容易感冒，而现在患上感冒后恢复得也快了。通过脉诊和腹诊，体征上也有了很大的改善，患者本人还是诉说自己的"状态较差"。

　　这位是有三个孩子的单身母亲。长男患有智力障碍、长女正处于青春反抗期。与她患病之前的生活相比，简直是一落千丈。她一边工作一边与育儿苦苦争斗着。用她的话说，只要不住院、得了感冒能尽快痊愈就满足于这样的生活了。目前她就是这样的健康状态。

　　有一天在她工作的餐厅发生了一起事故，腿部受了伤。她挂着一根松木拐杖到我的门诊来。她还说，即使这样"每天还要去餐厅工作"。

　　我对她说道："你的身体有病，这次事故可以算工伤吧。无论如何就先不要去上班了吧。"但是她苦笑着回答道："但是那里人手不够，我要是再不去的话……"

　　随后我又重新看了看她的病历本，上面记录着她遭遇了丈夫的家庭暴力，好不容易才离婚。在这件事情发生的前后便患上了红斑狼疮。得知事情的经过后，我认为她应当获得赔偿费、养育费，但是她根本就没有去领。作为疾病，其病因是"自身免疫"的特性导致免疫的过度反应。从社会背景和周边状况来看，她不能坚守自己的正当生存权利而回避治疗"免疫功能不全"。

　　为了解决这位母亲的问题，有必要与相关的人进行交涉。但是实际上她一个人忍受着，已经习惯了这样的日子，大抵上也不太习惯改变这一切。因为改变需要花费许多的时间去争取。

　　对于我来说，只能使用汉方药尽量保持她的症状稳定、支撑着她的身体状况。我想这就是她所说的"状态较差"的实际吧。

　　针对行走在永远看不见接近终点的上坡、无法预计的消耗成本，精神科专家春日武彦曾经用"中腰①之力"的说法表现这个状态。

在花费时间经历这个过程中，也有一个绝好的"时间点"来逃逸。那就必须以中腰之力长时间的等待。

所以说，汉方门诊是应当采用中腰之力来就诊的。

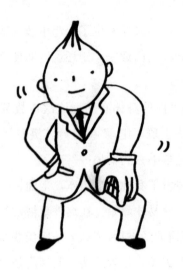

---

① 译者注：从跪坐到站起来的中间姿势，即稍微弯腰，蹲的姿势。

Q7 东方的替代疗法有哪些?

我感到在西方近代医学里，总有无法达到的领域，于是就对替代医疗产生了兴趣。

东方医学之外，还有顺势疗法或类似疗法、同种疗法、非洲草药，指压按摩法……

特别是东方医学中的针灸、气功、中医等，

还有很多很多，无论哪个都很棒的。

在这本书里，尽管我说起汉方来 言难尽，绝不是好的无可挑剔。在汉方以外，还有针灸和指压法等许多的治疗方法。无论哪个都是无可挑剔的最优之选。但是也曾经收到"是东方医学体系化中不能理解的替代产物"的批评。

然而如果以唯一的价值基准排列，评价各种替代医疗的优劣，纠结了"说起来到底要学习哪种替代医疗"的视点，绝对是毫无意义的。

人类有多样性，疾病也有多样性，在近代医学里选择何种明确的治疗方法都是无法割裂开的。这是我开始学习替代医疗的动机和初衷。所以，绝不可以使用"哪种医疗方法最优"的价值基

准作为绝对的、唯一的判定标准，应接受多样的价值观，也不能
说替代医疗是超越现代医学的学问。如果抱着唯一绝对的价值
观基准进行判定，就只能看到替代医疗在现代医学处于劣势的
状态。

我劝各位不要去探寻"什么是最优"，而是探寻"最吸引自
己的东西"和"最能打动自己的心扉"的学问来进行学习。

某位医疗者采用崇遵伤寒论的吉益东洞的古方派疗法，或探
寻增永静人的"经络学说"和"看不见的世界学说"的思考方法，
实际上更多的是人们的性格使然。

应当学习符合自己感觉的流派治疗术，特别是从中添加自己
悟出的窍门，将"流派之术"加以变化，成就"自成一派"的治
疗术。东方医学是有选择自由度的。反过来说，这种自由度对于
初学者来说，也是具有不确定风险的。

话说的有点远了，早在江户时代的武道，几乎是"一人一流
派"的情势，完全是稀稀拉拉、不成气候的局面，路数也是随心
所欲、没有章法。

当时，有自称师父的人收了弟子，也只是将自己的体会进行
传授，而师父与弟子的身体条件不一样，手法、体法的移动变化
也有着微妙的差别。对于弟子而言，要发挥出最高的技术，就必
须编出一套适合自己的体质体能特性的动作。

但是达到目标的师父是教不会的，弟子必须寻找出适应自身
的最佳技巧，这就等同于创立了一个新的流派。

与武者一样，医疗者原本也是近乎"一人一流派"而生存
着的。

某位医师可以将自己的医术体系化，并且通过研究和论文在社会上传播自己的创意和见解、展示自己的能力，但是由于无法将每一个患者的诉求解决，就稍显初期医术单薄。如果与其他某位医师对患者的诉求合拍，并对患者进行了缜密而慎重的身体的诊察，治疗上也开动脑筋、想办法下了很大的功夫，不断地学习从一个个病例得出的经验与教训，也许成为体系化就不是一件很难的事情。

目前，医学教育的一般观点认为，所有的能力都被认为是理想的，只要是稍微低于一定的水平，就会有些强迫性指责"为患者带来不利"的氛围，到底是这样吗？

患者不是没有任何力量的婴幼儿。他们为了治疗好自己的疾病而四处拜访名医名方，即所谓"有病乱投医"。在古方派的汉方医周围也会聚集众多的患者求医问药，还有诸如寻求手技疗法而不是使用药物的患者。

无论治疗什么样的患者，都希望尽可能救助更多的患者，所以是不是"治疗者和患者成为相互理解、相互配合的关系就好"？

生病的人最理想的愿望就是可以得到"最高的治疗"。如果在自己的能力范围内给予患者的治疗还达不到理想效果，满足不了患者需求，就最好将患者介绍给其他能够给予患者更佳治疗效果的医生。

这一点就是增永静人说过的"舍我"概念。从这一点考虑，对于替代医疗不甚精通，或根本不擅长的话，就不要勉强从事，而是要从中释放出来。

Q8　患者指定开某个处方怎么办？

　　为患者开具汉方处方后，患者又出示了以前汉方药局或汉方医师开具的处方药，但该处方很不对症，向患者说明这个处方不会有效时，就会有患者说"还是给我开这个处方吧"。

　　我想开出这样的没有效果的处方，可是……

　　精神医生神田桥条治先生曾被问道："好的患者是什么样的？"他回答："能够客观观察自己的患者。"

　　多方寻找适合自己的治疗方法，并且对医生开具的处方给予相应的评价，也许就是"好的患者。"我在某种程度上认为，"唯命是从"的患者从来不对开具的汉方处方表示自己的意见。

　　西方医学的药剂就不是这样。特别是像精神药品，被说成是"像糖球"的处方药，常常会因过量服用而造成自杀的，或是在网络上发生暗盘出售、倒卖的问题。

　　汉方药一点儿不良反应都没有是不可能的，但是目前市售的医药用的汉方浓缩制剂因过量服用导致伤亡事件或产生依赖性用药的风险，则是非常少见的。这就是使用汉方药进行治疗的最大利点。

医师对于患者"唯命是从，百依百顺"而踌躇、犹豫，其中一个原因就是没有得到患者的回馈，仿佛自己没有对患者尽心一样，一种被疏远的感受。但是作为一名医生任何时候都要详尽地了解患者的病情，采用正确的分辨态度，不可以对患者断言病情和被患者左右，而是要让患者感到作为医生的工作对自己是非常有益的。患者有"果然是工作的态度"的感觉，实际上是一种对医生身体、精神以及物体的组成没有缺欠或偏差的认识。

治愈患者是医生的第一目标，医疗者无论如何也不要被所谓的程序干扰，而是应当采取谦虚的态度对待患者及其病情。

神田桥条治先生一再强调，医生对患者进行"技术转移"非常重要。

许多到我门诊的患者，都被多种多样的症状所困扰，所以希望对各种汉方药进行试用以期获得效果。对于这样的情况，医生无论如何也不要对患者讲述"专业术语"和摆出架势。不然患者会感觉是自己给医生带来了麻烦，从而影响医患之间的交流。

将汉方处方里很难记的事项分成几类进行记忆，可以给身体带来什么样的反应的说明（书），对于患者的知识能力要求就比较高。遇有高水平能力的患者，就要做到常备多种汉方药处方。如果能够灵活运用多种处方，就会方便、及时地解决患者身体出现的异常症状，但是我认为这并不是件好事。

症状较多的患者同时可能患有多种疾病，例如有时出现腹痛、有时出现头痛、有时伴有倦怠感；还有时赶时间的情况下会出现昏昏沉沉的状态。如果就诊症状总是不断地变化，对于患者来说是件很重大的事情，常需要增加好几种的药物进行对症治疗。

这种情况下，我会对患者说："腹痛的时候请服用这个药、头痛的时候请服用这个药、身体倦怠的时候就服用这个药。"然后嘱咐患者下次就诊的时候会再根据服药的情况进行更换。也就是说，患者可以根据我的提示，到药店购买适合自己症状的汉方药进行调整。

患者再发生症状变化时也不需要到门诊就诊，于是我可以不从医生的角度来审视患者，而是参考来自患者的用药反馈，再综合医患之间的信息，患者来的时候我就把关于症状变化应当采取的做法进行有效的医患沟通。

如果患者在使用的过程中发现没有效果或出现了轻微的不良反应，我也会相信患者能以其自律性以及调整能力进行应对。我认为这也是现代汉方的一大特征，而且是需要特别强调的汉方医疗的一大长处。

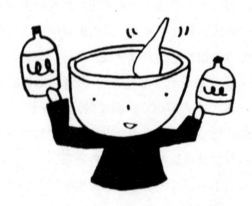

Q9　汉方医生有了"粉丝"怎么办？

　　一位汉方门诊的医生，在诊察中做了个很奇怪的手势，听取患者的主诉时居然出现了抱怨患者的神色。

　　但还有一部分的患者非常支持这位医生，他们成了这位医生的"崇拜者"。

　　怎样评判这位医生的言行？

　　我认为无论从哪个角度讲，医疗行为都是无政府状态。对"没有科学依据的医疗应是被排斥的"观点是不大赞同的，因为面对的是如此高额的医疗费用（西方医学就是这样的）、必须遵命于极端的生活方式指导的要求（特别是严格的饮食规则）。如果说包括汉方在内的许多替代医疗是一种思想体系，那也是一种概念的侧面。作为思想体系的得意之处，其范围和界限可以理解，但是如果利用该思想体系应用于管理治疗者就不好理解了。

　　举一个例子。

　　有一个"光圈试验"的诊断方法。这是当医生使用复数的汉方处方陷入迷茫的时候让患者单手持药，另一手的拇指和食指摆成一个"○"，医生根据这个"○"的阻力来决定使用哪个处方的试验。

我曾经听过一位很有名气的医生讲过"光圈试验"的诊断方法。他说"进行光圈试验实际上是为了取得患者赞同使用哪个处方的方法，在进行试验之前自己在心里就已经决定使用哪个处方了。"可是如果"光圈试验"的诊断方法创始人以及"掌门"听到这话一定会大发雷霆的。我对"光圈试验"的诊断方法的"思想体系"满满的柔软性非常钦佩。

如果这位医生知道在患者面前做出奇妙的手势的"光圈试验"只是一种暗示效应还这样做的话，会不会不能做到治疗的健全性呢？

只是有一点应当注意的是，这位医生从门诊早期就有固定的崇拜者了。也许是从这些就诊者中发展成了崇拜者的。作为患者一旦对一名医生产生好感后便会成为这名医生的"粉丝"也是人之常情。通过患者的口口相传，久而久之门诊的崇拜患者越来越多也是没有办法的事情。但是这些崇拜者的患者常说这名医生的优点或不会从患者那里收受礼品，这些就要注意了。

中井久夫医生讲过："作为医师名声与治疗成绩常常会是反比""被患者抢购一空还要买回来"。所谓医师，是为了解决患者身体不适或疾病而存在的。将患者的疾病治好而不再复发，与患者的关系也就断了，可以说这是位成功的医师。

从这个意义上说，一直与患者有联系并且出现崇拜者甚至信徒，就应当视为治疗的失败。对于医师来说，患者越多越不能自满，或通过收取患者的礼品与患者"粘连"的医师，治疗的成绩必然会下滑的。

在我作为实习医生初期的指导医师对我讲过："我们可以选择病例，但不要选择患者。"他的意思是说，在短时间内遇见多种多样的病例，但是由于在治疗上没有经验，疗效也不会好；不仅疾病是实习医生要考虑的，还要想到面对患者从一开始可能会流露出对自己医疗技术的不信任感，或是特有的抵触形式，以及社会经济困难的患者，也一定不要面露厌恶的神色。

年轻时，自己水平低下也要去积极地接诊患者，将自己的羞耻暴露给患者也无妨，用一生的努力去学习、积累经验，然后就会成为一名高明的医师。当自己站在了临床领域里被接受存在价值的考验时，那就不是在"本垒"而是"在对方的半场"进行比赛了。

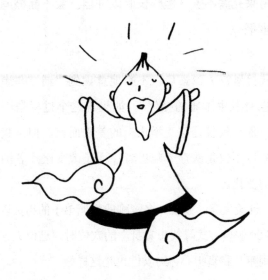

Q10　汉方见效慢，患者着急怎么办?

　　面对多种多样的诉求的患者，汉方的诊断比较慢而且花费时间，以致每天的门诊都要经历严重的消耗。旁边诊室的医师接二连三地给患者看病，轻松地完成了门诊工作，而且切实地进行了临床研究，令人羡慕。

　　我对将来充满不安，担心长此以往自己会不断被消耗，无法提高治疗水平。

　　自从我接触汉方诊察后，不断地意识到"通过与患者相遇会使医疗者自身发生本质的变化"。如果说这个过程是一种被日月煎熬的话，那么仅仅是与"举止"的差别而已。但是我认为这样的变化在职场不仅是医疗者与患者，而是改变医疗者的人际关系的多方面的变化。

　　某一位针灸大家，发现一名刚刚成为他弟子的男性以非常粗枝大叶、草率地触摸方式寻找患者身上的穴位时，这位大家便半开玩笑道："胡闹嘛！我真担心你对女性也是这样做。"

　　私人的人际关系方式，是作为职业的、专家的方式，在每天的实践中不知不觉地向公众投射着你的言行，或者反过来说，在工作上形成的人际关系以及平常的思考方式和行为习惯，也会对公众产生极大的印象与影响。

一个活生生的人在与同事之间共事交往中，从与患者的交往中受到的影响是不一样的。一名医疗者在与患者的交往中，总是处在疲惫不堪的状态中。

我们讲得具体一点。

被救护车送来的患者，还没有来得及诊察，患者的病情渐渐地发生了恶化。这时需要立即进行气管插管、建立静脉通道、心肺复苏按摩等抢救措施，但随后在做 CT 检查时又发现了大出血急需手术……这就是在西方医学中称之为的"急症患者"的典型例子。

这种物理性的作业量膨胀，也许需要大量的专业人手才能够完成。如果患者出现显著地人格偏向、滥用医疗者，再与复杂的社会心理因素掺杂在一起，就会出现医疗者救治患者的心绪荡然无存了。甚至也有这样的患者，会将医疗者仅存的心理和技术能量消耗殆尽。

手法治疗家与患者需要非常近距离的接触，医患之间的影响会更加深刻。有人就会认为手法治疗家将会"接受来自患者的邪气"，正如我在讲义篇中陈述的，手法治疗家受到健康的损伤和短命的人很多。例如，增永静人在 57 岁时离开了人世。

我也是这样，一旦来到我的门诊的患者增多时，我会马上感觉疲劳至极。当然，在我的周围也有就诊的患者比我多出好几倍，仍然精力旺盛地从事研究和执笔写作、受到的评价也极高的医师。的确，我就是再拼命也是做不到的，不过接诊的患者多，他们发散出的邪气就多。开始我说的那些医师为什么还那么精力旺盛，看不见他们疲劳的状态，这便是我的疑问。

这需要进行研究。在多数的场合下是从多数病例中抽取出患者的特征，再用普遍常用的方法进行记述，患者不能是"全部"而是"部分"，也就是会发生一种视野狭窄现象。如果做出"全部"的看法，就要研究更多的患者，接连不断地进行研究、发表，还要从中发现有哪些数据上缺损和脱失。

那么，什么会导致脱失呢？或者说是不是由于"邪气"的感受性造成的呢？

为了进行研究，医疗者要对多数的病患进行解析，对邪气具有反应的病例也要进行解析。其中有人多次对这些庞大的数据进行了研究和执笔写作，并且参阅了大量的论文。这些人的目的，是了解这些活生生的人出现邪气导致不舒服或疾病的负面信号的原因。

对于没有参与研究的人，是能够成为对照的样本。在研究论文结论的抽象部分，邪气干扰被去除掉了。我在大学讲课时见过对着许多人长时间聊天的讲师，他认为可以耐受来自一方的影响是不可思议的，可以无视邪气，并且脱离其影响也是不可理解的。

于是我想，可不可以将这些对邪气的感受性比较迟钝的人引进大学里的研究机构，并且与日本医学进行整合，得出这种感受性迟钝的、可以量化的数据来。这就像我们将手放置在额头感受体温较之使用温度计进行测量体温，对"邪气"感觉迟钝的人更为有利或方便一样。这就是"从医学到名人艺（名手的技艺）"的命题。

现代医学的标准是要合乎"钝法"，而传统医学的标准也许是"微微的敏感法"。

某位患者需要服用处方中要求的四分之一的片剂，而汉方药在使用中遇到这样的情况可以区分成每次半片、每隔二天服用一次，同样有效。德国医生塞缪尔·哈内曼诊察这些患者后提倡顺势疗法，也许是他想出了将药物稀释到极限的方法。邪气与顺势疗法相似，是非常微妙的。传统医学的治疗家们不仅对待患者温柔体谅，而且重视患者发生的微妙变化，并将其反映到治疗中。

当这样的治疗家们成为主流时，只需触碰患者就能确定是否发热，而不需要体温计进行测定。于是医学领域里的现代医学产生了找到"反应迟钝的人"参与进来的需要。也是因为这样的需要，医学的各个领域的研究取得了进展，不能说反应迟钝的是不好，而反应敏捷的就是优点。

社会上大多数人是与"钝法"相匹配的。教育与人事的组织运营机构是不是这样的呢？

作为教员应当培养哪个年轻人？将谁视为朋友、又去疏远谁？这样的事情，从多数的病例里抽取出来进行"科学的"评价方法是不能通用的。职业生涯最后阶段能够快乐度过的，也许是之前被认为不适合做研究的人。

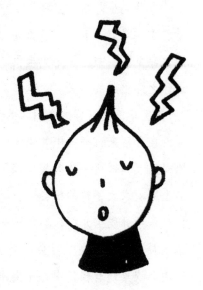

后 记

　　我一心想学习汉方，距敲开北里大学东方医学研究所的大门已经七年了。那时，我根本不敢想象自己会写这样一本书，可以说是具有偶然性的产物。无计划和迷途的尽头……也应当说是一个处于重要的当口。虽然说"自己要写书"，但是实际上是借用了7年间遇到的许多人的构思、主意和立意，我觉得这本书几乎不是我的原创。在此，除了不是感谢，也是想回过头来再次回忆这么多人的事情。

　　首先，我必须感恩的就是中井久夫先生。

　　中井先生是前几年获得了"文化功劳者"奖励的精神医学和希腊文学学者。我第一次知道他的名字，是在《最终讲义：分裂病之我见》一书。这是先生供职神户大学医学部作为精神科教授退休之际出版的讲义。这本书对于当时还是医学生的我，形成了"所谓医学就是这样的学问"的认识框架。

　　在那后来，每当中井先生的书出版时我都会拜读，并且每每感叹："真想聆听一次教授讲课"。我在北里大学开始学习汉方时，遇上一次求之不得的机会。当时，我被学生时代非常亲近的综合内科医师J先生介绍，参加了一次医疗人员、自由编辑、大众媒体人员组成的小型学习会。会上好几次提到了关于汉方的话题。这次会议里还有担任中井先生作品的责任编辑的白石正明先生委托对《这个时候的我怎么了》（医学书院　2007年）进行书评，我接受了并回答两个问题。

后来我写的书评刊登在周刊医学界的报刊。虽然有一些反响，但是令我最高兴的是在大学院早我两年的学兄、精神科医师浦生裕司先生说："小笃，是中井粉啊！"后来在一次和浦生裕司先生聊的热烈时，我说了自己的愿望："欢迎中井先生来到北里"，并与时任大学院指导教官的花轮寿彦一起进行了商谈。

实际上，过去领导北里东方医学的大塚恭男先生与中井先生会谈说过此事。花轮寿彦教授也还记得那时的事情。这次以花轮寿彦教授的名义发出正式邀请，于2008年1月实现了中井先生愿望，举办中井先生的演讲会。

那时，我正如本书所说，面对《证的科学阐明》碰到了障碍的时期而处于整日苦恼之中。如果将汉方医学向科学的方向研究的话，会不会失去"汉方的特色"？那么"汉方的特色"究竟又是什么？

在中井先生的演讲会上，对这个问题我考虑了好几个重点提问。中井先生还对精神分裂症患者的舌的状态以及变化的诊察方法、怎样进行缜密的观察进行了讲解。后年中井先生又通过中国留学生学习中医学，全力以赴地独自致力于舌诊的研究。

即使不开汉方药，也要成为汉方医！我由此受到了强烈的冲击，这也是我要写这本书的最大动力。

另外，中井先生对于历史的造诣非常之深。他对《神农本草经》和古希腊《药物志》的比较、欧洲魔女狩猎与精神医学的起源、华冈青洲率先开展的全身麻醉手术好像是在琉球被记录的事情……一次次地讲出了我们从来没有听说过的事情。

　　"如果汉方是具有超越科学的价值观，就不会在这个历史当中了"，对于持有这样感想的我，是一种幸运。在北里研究所，日本的医史学第一人小曾户洋先生领导的医史学研究部，蒲生与两个大学院前辈（星野卓之先生、渡边浩二先生）也以"科学的阐明"为题，相配合完成了博士论文，并找到了自己的医史学主题，从而开始进行研究。作为三个人前辈的小曾户洋先生则分别一步步地追寻"汉方的特色"这一命题。由于小曾户洋先生的厚爱，我们才得以自由出入这些前辈所在的医史学研究部。

　　某天，医史学研究员、针灸师天野阳介先生问我："知道增永静人先生吗？他从东京大学起就是津田先生的前辈。"并且随手借给我了一本书。

　　增永静人先生不是医学部而是文学部专攻心理学，所以不是我直接的前辈。如果在医学部毕业的话，增永静人也会被指压的"科学的阐明"所烦恼吧。话虽如此，但是不能说治疗者在主观上完全接近了学问的。然而我却被两者可以平衡结合的研究视角吸引住了。

　　增永静人这一辈人应当是与西田几多郎、和迁哲郎等"京都学派"有过交集的。东方思想的特质与西方比较，具有怎样特征的世界观，在京都大学开展了大量讨论。增永静人强调东方医学的思想的重要性，我认为其由来应是这样的。

　　那么对于我而言，在我的大学时代还完全没有"京都学派"。京都有一处木屋町与先斗町的闹市。我在学生时代不好好学习，每天夜里漫步在闹市之中。特别是那里一家叫做"八文字屋"的非常不可思议的酒馆，经常云集一些难以见到的新闻记者、艺术家、文学爱好者和哲学的先生们。于是，我常常来听这些文化人开讲的"夜间特别讲座"。

八文字屋的老板叫甲斐扶左义，本人是一名摄影师。2010年春在东京举办了个人摄影展览会。当时我正在东京的一家医院工作。听说后我非常向往，便出席了展览会开幕式。我被一位经常光顾八文字屋的记者叫住了："小笃，咱们认识的一位专家先生突然生病了，原计划聊一件事也不能成了。"

我知道他说的是一位叫森檀的先生。森檀先生创刊了一本《谷中·根津·千驮木（谷根千）》的刊物。他是深知那些古老而美好、流光溢彩、充满着非凡的街镇魅力的一位先生，与他进行对话，我还是多少有些紧张的。几年前，森檀先生患上了小柳－原田综合征，也就是眼底炎症的疾病。这个病一说是与自我免疫有关。那时见面，他正在为自己的视力不断低下而苦恼，话没说几句就结束了。后来，以意想不到的形式与他再次见面。

与甲斐扶左义先生展览会开幕式毫无关系的医学书院的白石先生突然来了一个电话，他问我"是否认识一位叫做森檀的作家"。我吃惊地对他说："前几天我们才见过面……"他又对我说："这样的话就简单了。我们要写一个森檀先生与原田病斗争记的文章，在找一位与他认识的、并且了解自我免疫疾病的医生来编辑商谈。你把这件事情介绍给他吧。"

我知道了这样的经过，便将森檀先生所写的《有希望的原田病日记》（亚纪书房）出版。在这本书里，我没有只讲自我免疫的事情，还提到了许多关于汉方方面的知识。森檀先生还提议"津田先生作为编著者，写出一本关于汉方的书吧！"白石先生也非常赞同，他问道，"汉方能不能对个人授课？"终于启动了我写这本书的念头。

最初，我想把"什么是汉方"作为书的标题，然后在书中分成几个章节来演讲，再将录音变成文字，交给森檀先生完成。但是我认为当前他的眼睛正处在非常困难的时期，让他来完成这件事情是非常有压力的。

后来我发现这个事情暴露出了几个问题。一个是我对历史颇有兴趣，书中会产生以历史为中心的偏向；而且担心不太喜欢历史的读者对于这部《开卷——护理系列》的系列书籍兴趣全无。关于这一点，我和森檀先生合著出了一本《未来的汉方》，大致可以解决这个问题。

另一个问题是"津田先生你到底是写给谁看的？你的写作目标人群不清楚"。迄今为止，我只是写过医学论文，对于我来说，只要"书写格式正确就行"以及"数据、版式合规就可以"，至于"写出来的这本书卖给谁"我认为是商业的操作，对于我来说完全是个新的课题，一头雾水。

2012年4月，空闲了一年的时间，在京都举办日本内科学会总会时，我利用这个机会算是参加学会的会议又算是回乡。我在会场看着会议广告的时候，忽然听到有人喊我。原来是将我引荐给白石先生的综合内科医生J先生。她在关东医院工作了数年、又进修了现代医学后，现在又在学习埃塞俄比亚草药医学。

她正和当年一起在关东医院工作的晚辈A先生在一起。见到好久不见的同事，我们三个人决定进一家吃茶店说会儿话。J先生说的是能量与心理以及前世疗法，并且解释说前世疗法目前在心理疗法中占据了主流地位。她本人对这种疗法很感兴趣，还说想试试我目前从事的领域广阔的综合医疗。后来我们说起来超越科学常识更远的、当前流行的话语"波动……""能量的身体……"等话题。

倒是目前与传统医学没有一点儿接点的 A 先生，听着我们的话，渐渐地流露出不知所措和困惑的样子。我不时地打断 J 先生的话题问道："患者进到诊室，我就会感到一股阴沉的气氛飘荡着。一天的诊疗结束后，是不是想赶快吸收能量来缓解疲劳？""为什么有些患者不会发生并发症，而是会发生偶发的事故？"

就这样，我提出的在日常门诊发生的病例，A 先生回忆他曾经遇到过的病例，陷入了沉思之中。有时他也会回应着："啊，如果这样说的话，这样的事情我也……"

于是我一边在心中回忆着增永静人的思想、理念，一边反复进行说明：传统医学与西方医学不一样，一旦说到"看不见的世界"后，就要经历波动和能量的身体科学验证。通过使用这种概念，对难以治愈的患者开展治疗并且产生效果后，验证了治疗疾病的过程不仅是对患者，而且对医疗者也会产生意想不到的正能量效果……

我们在说话的期间，在我心中不禁涌出了这样的感慨："社会上像 A 先生这样对传统医学的想法不太熟悉的医疗工作者是非常普遍的，我一定要写好一本搭建与 J 先生和增永静人之间更深层面之桥的书！"

经过了一番周折，我终于把这本书写了出来。

回过头来看，我也一边接受着来自"看不见的世界"的"干预"，一边经历着数年来的时光。我觉得这就是增永静人所说的看不见的世界对于看得见的世界（眼前的事物）所给予的影响的"因缘"；也实现了中井先生的演讲会；和向两位与此毫无关联的人介绍了森檀先生的事情，认识了领域不同的传统医学与同一时代的内科医生。这些事情不就看出了其中的因缘吗。

在最新的宇宙论里，说具有不可测量的质量的"暗黑物质"充满着整个宇宙。本书的开场白里说到的威廉·奥斯勒爵士所论述的将临床医学比作航海图的观点，而增永静人也许可以说是将这种充满暗黑物质的夜空比喻成了临床。在我们得知暗黑物质的质量始于宇宙又将终于宇宙的过程中，世界是充满着重要的变数。也许我们就可以得出结论：因缘是我们行走在获知生命从何而来、又走向何方的线索。

话说到最后，谨向曾经对本书不断提出严格指导的白石先生、始终在我身边提出合理建议并且积极跟进的编辑川口达也先生、多次使用自己的住宅举办小型学习会的原医学书院的河田由纪子先生、有缘住在附近的并允许我参加了一年针灸医学连续讲座的日本传统医学研修中心相泽良所长、编辑《有希望的原田病日记》以来因本次谈话又进行了重新修订而有了往来的矢萩多闻先生、画图非常可爱并且风格有所突破的插图者后藤五味先生、通读了部分原稿并且提出了重要意见的岛屋真希先生一并表示感谢之意。

津田笃太郎
2015 年立春

艾灸讲座

❄ 需要准备的物品

1. 干艾。
2. 线香、打火机。
3. 水（湿润的脱脂棉）。
4. 小镊子或筷子。

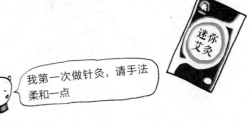

我第一次做针灸，请手法柔和一点

❄ 做一下针灸

1. 找一下万能的穴位"合谷"。

合谷

位于拇指与食指交叉之处隆起的地方

2. 把干艾用推杆推上去。

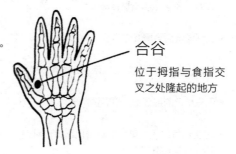

推出来了

干的艾叶

推杆

3. 把弄湿的粉浆，糊在"合谷"位置。

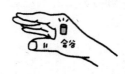

合谷

4. 用点着的线香点燃艾炷。

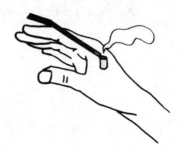

注意事项

- 如果太热无法忍受，就用筷子夹走点燃的艾炷（不能用手直接接触）。

- 艾炷燃烧后会慢慢变热。

- 观察火焰，并且注意艾炷烟灰会掉落下来。

- 没有想象的那么烫，心情就会好的。

- 讨厌烟气的人，可以靠近排风扇（也可使用无烟型的艾炷）。

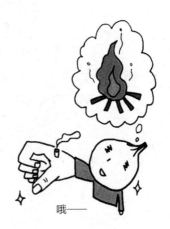

哦——

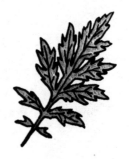

5. 点火 6 分钟后治疗结束。
6. 使用后，皮肤会变得微黄，可以涂抹艾蒿提取物除去。

7. 艾灸"手三里"对肩部酸痛、全身疲劳和胃部疾患有效。

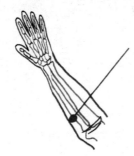

手三里

肘部弯曲，出现皱褶，对向拇指方向
三指宽的位置

8. 如果是两个人的时候，还可以灸"肩井"等其他的穴位。

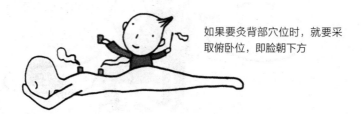

如果要灸背部穴位时，就要采
取俯卧位，即脸朝下方

指压与针灸的归纳整理

• 用指压感觉一下穴位点。

• 找准穴位后，用艾灸一点点地刺激穴位。

• 如果在家里做而且条件合适的话，可以获得对方疲劳
的信息。

推拿讲座

�֍ 穴位的按压

1. 使用拇指的指腹。
2. 力量的加减要点是"适度"为宜。
3. 绝对不要过度按压。
4. 如果自己手指的力量不够，可以将全身的力量压上去。

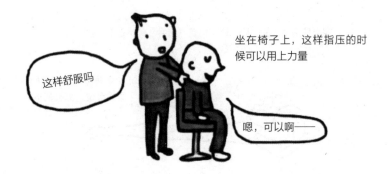

坐在椅子上，这样指压的时候可以用上力量

这样舒服吗

嗯，可以啊——

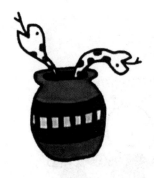

5. 肌肉隆起、比较坚硬的点，常常是穴位所在。
6. 按压时，一边变换角度一边问患者"这样舒服吗"，以确定穴位的准确位置。
7. 如果患者一按压穴位会睡着，就在睡前按压穴位，最好洗完澡，时间也宽裕的情况下进行。
8. 如果是交接班制，要及时了解患者的疲劳状态，并让患者知道自己（操作者）的体能状态。
9. 使用指压可以掌控患者疾病变化的信息。

✵ 肩周炎

1. 用两手按摩肩部 5 次。
2. 用两手按摩背部 5 次。

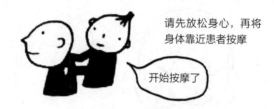

请先放松身心，再将
身体靠近患者按摩

开始按摩了

3. 按压"肩井"，压住 5 秒、再松开 5 秒，共进行 5 次。

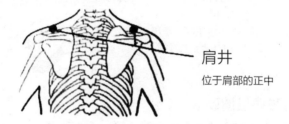

肩井

位于肩部的正中

4. 按压左侧"肩外俞"，压住 5 秒、再松开 5 秒，共进行 5 次。
5. 按压右侧"肩外俞"，压住 5 秒、再松开 5 秒，共进行 5 次。

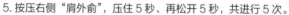

肩外俞

位于肩胛骨的上角

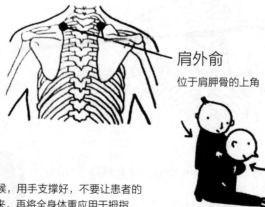

指压的时候，用手支撑好，不要让患者的
身体倒下来，再将全身体重应用于拇指

🔅 头痛

1. 按压"天柱"，压住 5 秒，再松开 5 秒，共进行 5 次。
2. 按压"风池"，压住 5 秒，再松开 5 秒，共进行 5 次。

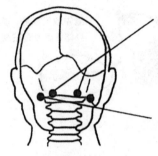

天柱

位于后头部中央两侧的凹陷处，像山一样隆起的肌肉处（双侧）

风池

位于天柱侧方的凹陷处（双侧）

进行指压时，要用手扶住，防止患者头部倾倒

🔅 后背酸痛且僵硬

1. 按压左侧"膏肓"，压住 5 秒，再松开 5 秒，共进行 5 次。
2. 按压右侧"膏肓"，压住 5 秒，再松开 5 秒，共进行 5 次。

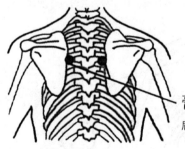

膏肓

肩胛骨外侧正中

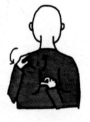

- 指压的时候，要防止患者的身体倾倒，用手支撑好，再将全身体重应用于拇指
- 将手指尽量插进肩胛骨的内侧（里面）

相 关 图 书 推 荐

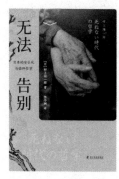

生命延长、难以告别，既是长寿者的幸运，也是不幸？

人终有一死，如何向死而生，跨过人生的最终关？

如果人人长寿，余下的时间应该如何度过？

重病缠身，久治不愈，累及家人，应该如何面对？

面对至亲好友即将死亡，心态该如何调整？

在家度过晚年的独居老人，如何面对活着的压力？

从现在开始建立生死观，或许是解决这一问题的开始。

定价　58.00 元

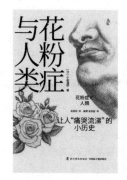

在了解和对付花粉症的道路上，我们一路打喷嚏，一路前进，对花粉和花粉症的认识也一定会有所改变。花粉症也许不是单纯由植物学原因所致，而是有复杂的理由，如人与自然的关系、文化传统与植林政策等。

日本植物学家小盐海平翻阅古今中外的文献和档案，结合亲身感受，完成了第一部带着善意去介绍花粉症的科普书，启发我们如何与一种早已存在的自然产物共存，找出人类与植物、微生物的相处之道。

定价　68.00 元

相 关 图 书 推 荐

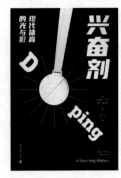

定价 68.00 元

本书以 20 世纪初至近年的案例研究为基础，对当前的反兴奋剂制度追根溯源，直追现代奥运会的诞生之初。从两次世界大战期间对运动纯洁性观念的探讨，到战后的兴奋剂危机，随着药理学的不断发展、各国反兴奋剂政策的曲折变化，曾经看似容易解决的问题，变得更加复杂。20 世纪末，国际反兴奋剂机构成立，在全球性携手措施之下，又会带来哪些新的挑战。最后，著者们站在学术前沿，提出了一些新建议，期望反兴奋剂工作在更科学的前提下，也能更富人性化。

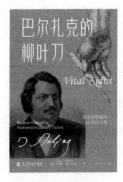

定价 68.00 元

这是一部关于叙事医学与 19 世纪文学研究的经典著作，原书初版于 20 世纪 90 年代，是对小说中存在的现实主义的一次全新、重要的再诠释。芝加哥大学的罗斯菲尔德教授详细描述了欧洲小说与临床医学话语之间的紧密关系，其准确性、细节和复杂性在同时代的研究中出类拔萃。

本书既是对 19 世纪的西方文学进行重新诠释，又是对传统文学史家研究方法的大胆挑战。著者沉浸于《包法利夫人》《福尔摩斯探案集》《高老头》等文学名著中的细节，拒绝将现实主义等同于表现的理论。